AF452576

PROJET

DE

RÈGLEMENT

CONCERNANT

LES DÉCÈS.

PROJET

DE

RÈGLEMENT

CONCERNANT

LES DÉCÈS,

PRÉCÉDÉ DE

RÉFLEXIONS,

1.° Sur l'abus des Enterremens précipités ;
2.° Sur l'incertitude des signes de la mort ;
3.° Sur les moyens de rappeler à la vie, dans les cas de mort apparente ;

PAR

J. B. DAVIS, D. M. M. Membre du Collège Royal des Chirurgiens de Londres, et de plusieurs Sociétés Médicales d'Angleterre et de France.

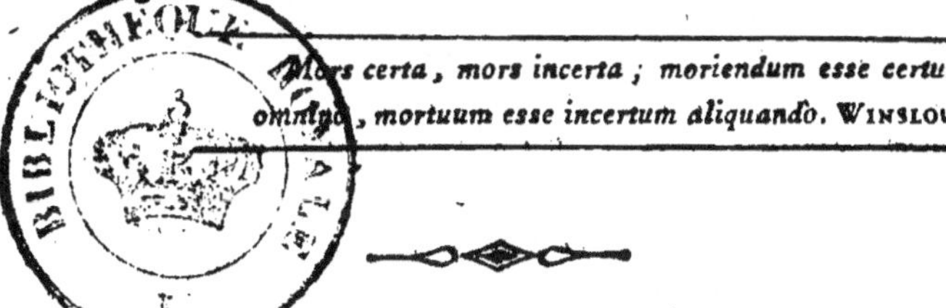

Mors certa, mors incerta ; moriendum esse certum omnino, mortuum esse incertum aliquando. WINSLOW.

A VERDUN,

De l'imprimerie de CHRISTOPHE, place d'Armes. 1806.

A MES DIGNES AMIS,

M.^r et Mme CHARDON.

Mr Mme

Un Ouvrage qui intéresse l'humanité devait être offert à des personnes dont l'ame est sensible et compâtissante. En vous priant de l'accepter, mes dignes et respectables Amis, je tâche en outre de m'acquitter d'un devoir sacré, celui de la reconnaissance. Non, je ne puis m'empêcher de publier que c'est à vos soins actifs et généreux que je suis redevable de cette heureuse santé dont je jouis actuellement, et qui ne m'est précieuse qu'autant qu'elle peut me servir à soulager mes semblables et à contribuer à leur bonheur. J'étais languissant, dénué de secours ; mais j'ai trouvé, dans vos tendres sollicitudes, un adoucissement dans mes peines, et la guérison d'une maladie longue et douloureuse. L'ennui de la captivité me consumait : vous avez su le charmer ; et j'ai cru voir dans la France une seconde patrie. Ce pays doit être éternellement cher à ma mémoire, puisque j'y ai formé une liaison amicale qui durera autant que moi. J'en dirais davantage, si la crainte de blesser votre modestie, mes dignes et respectables Amis, ne m'obligeait de maîtriser mon cœur, et d'en retenir les élans.

JOHN BUNNELL DAVIS.

A Monsieur

Le Général WIRION, Inspecteur Général de la Gendarmerie Impériale, l'un des Commandans de la Légion d'Honneur, Commandant Supérieur à Verdun, etc.

MONSIEUR,

JE me suis fait un plaisir singulier de vous présenter le manuscrit ci-joint : je me suis empressé de vous témoigner mon respect et de vous demander votre avis sur l'ouvrage.

Mon amour-propre serait sans doute très-flatté, si j'étais assez heureux, Monsieur, d'obtenir votre approbation pour le publier : je trouverais même une récompense dans cette marque de votre estime.

Quand le discernement et la justesse d'esprit se réunissent comme dans votre personne, Monsieur, on ambitionne de soumettre ses écrits à un jugement aussi droit, étant sûr que la censure ou la louange sera dirigée impartialement.

Si vous accueillez mon ouvrage avec autant d'indulgence que vous montrez de bonté pour tous ceux qui sont soumis à votre surveillance, je puis, à coup sûr, me féliciter de l'avoir mis entre vos mains. Ce serait une douce satisfaction pour moi, que de pouvoir publier votre consentement avec l'écrit ; et la manière obligeante avec laquelle vous avez répondu à une de mes précédentes lettres, m'inspire cet heureux augure.

J'ai l'honneur d'être, avec la plus haute considération,

Monsieur,

Votre très-humble serviteur,

J. B. DAVIS.

Verdun, le 8 Février 1806.

~~~~~~~~~~~~~~~~~~~~~~~~~~~~~~~~~~~~

Verdun, le 9 Février 1800.

L'INSPECTEUR GÉNÉRAL DE GENDARMERIE,
Commandant Supérieur à Verdun,

*A Monsieur John B U N N E L L D A V I S,
Docteur en Médecine, Prisonnier de guerre
sur parole, à Verdun.*

————◄►————

LES hommes qui, comme vous, Monsieur, consacrent
leurs veilles et leurs talens à la recherche des moyens de
conserver et prolonger la vie de leurs semblables, doivent
être considérés comme les bienfaiteurs de l'humanité : ils
ont droit à l'estime des ames honnêtes et sensibles, à la
bienveillance du Gouvernement, qui protège tout ce qui
est b n, libéral et utile.

J'ai lu le manuscrit que vous m'avez communiqué : votre
ame, dans cet ouvrage, se présente sous les traits de la
plus heureuse philanthropie. On doit compter sur la reconnaissance publique, quand on fait un si bel emploi de son
tems, de ses facultés intellectuelles et de son expérience.
~~~~~~~~~~~~~~~~~~~~~~~~~~~~~~~~~~~~

Il appartient plus particulièrement aux professeurs de clinique, aux praticiens de l'art sanitaire, d'apprécier les résultats de vos méditations ; mais vos procédés, dussent-ils ne rendre qu'un seul homme à la vie, la société vous saura gré de les avoir fait connaître.

J'applaudis à la pureté des motifs qui vous ont dirigé dans le travail dont vous vous êtes occupé : *Homo sum, et nihil à me humani alienum puto.*

Recevez, Monsieur, l'assurance de ma parfaite estime et de la considération la plus distinguée.

WIRION.

P R É F A C E.

Quòd si
Frigida curarum fomenta relinquere posses,
Quò te cœlestis sapientia duceret, ires.
Hoc opus, hoc studium parvi properemus, et ampli,
Si patriæ volumus, si nobis vivere cari.

HORACE, *Epît. 3. Liv. 1.*

LES progrès des sciences, et singulièrement de la Médecine, ont constamment fixé l'attention des savans; et les succès que ceux-ci ont obtenus font autant d'honneur à leur génie, que de bien à la société. C'est peut-être à l'époque actuelle, où les grands hommes, par zèle pour le lustre de leur état et pour les intérêts du genre humain, dirigent leurs travaux vers les découvertes utiles et le perfectionnement de l'art de guérir, que leurs imitateurs, excités par les mêmes motifs, peuvent espérer d'être encouragés dans leurs entreprises.

La culture des arts offrant, dans chaque

pays, une véritable gloire, et présentant un vif intérêt, il n'y a pas lieu de s'étonner qu'une noble émulation se manifeste parmi les savans de toutes les nations, et qu'il résulte, de cette rivalité, de nouvelles découvertes et de rapides progrès dans les arts et dans les sciences.

Qu'elle est glorieuse pour la Médecine, et combien elle fait d'honneur à notre siècle, cette découverte du célèbre Jenner, qui a trouvé le moyen de nous garantir d'un des plus grands fléaux de l'humanité, en effaçant le nom de *la petite vérole* de la liste des maladies qui affligent le genre humain!

Peut-être que le siècle actuel aura l'avantage de trouver, dans le galvanisme, un sûr moyen de ranimer la vitalité, lorsqu'elle semble tout-à-fait éteinte, comme cela a lieu dans les morts apparentes. Le résultat des expériences faites par des savans d'Italie, d'Allemagne, d'Angleterre et de France, paraît promettre d'heureux succès et des avantages précieux pour l'humanité.

Le lecteur ne doit pas s'attendre à trouver, dans cet ouvrage, un ornement de la littérature, un modèle de science, ni un sujet capable de flatter son imagination. Il n'y trouvera pas non plus, ni cet agrément, ni cette élégance de stile, qui rendent plusieurs écrits si intéressans. Cet ouvrage est uniquement fait pour démontrer un abus que l'on voudrait corriger. L'auteur, jaloux de conserver la vie de ses semblables et de leur être utile, s'adresse aux ames sensibles et amies de l'humanité. Son intention est pure : il expose son systême, et il en tire des conséquences dont tout le monde sentira l'importance ; enfin , toutes ses vues tendent à démontrer les effets terribles des inhumations précipitées.

Je ne suis pas le premier qui ait traité ce sujet. Ceux qui s'en sont occupés avant moi ont eu les honneurs de la critique ; honneur que je serais flatté de partager avec eux. La critique, j'entends la bonne critique, est une partie essentielle de la littérature : elle

doit être respectée, lorsqu'elle est bien dirigée. Aussi, dans la cause sacrée de la vérité et de la vertu, je ne redoute point sa
censure. Un ouvrage tel que celui-ci doit
être utile à l'Europe entière ; et, pour
faire sentir la vérité de cette assertion, j'é-
tablis les questions suivantes : La situation
d'un homme attaqué d'une maladie sérieuse
n'est-elle pas terrible, dans une contrée
éloignée d'une grande ville, où, privé de
Médecins instruits, il succombe au mal qu'-
un praticien expérimenté aurait détruit, én
employant des moyens nouvellement décou-
verts ? La position d'un homme périssant
d'une mort apparente, que l'on ne croit
réelle que parce que l'on n'est pas certain
des signes de la vie, n'est-elle pas plus fâcheuse encore et plus digne de notre com-
misération ? Ces deux positions sont cruel-
les, et néanmoins elles ne sont pas déses-
pérées. Le praticien éloigné du foyer des
sciences ne peut s'instruire que difficilement
des progrès de son art : il ne jouit pas de

l'avantage d'une méthode étendue, ni des entretiens relatifs à sa profession : il est forcé d'attendre quelque ouvrage, souvent trop volumineux, ou quelque correspondance suivie. Mais, au moyen de cet écrit, tout homme saura si la putréfaction est complète. Ainsi, le Magistrat pourra défendre d'enterrer trop tôt, et ordonnera au Chirurgien de bien examiner le corps, avant d'en permettre l'inhumation.

Lorsqu'il s'agit de la vie ou de la mort, de la mort subite surtout, il ne faut jamais se reposer sur des incertitudes. Persuadés de l'insuffisance des premiers signes, empressons-nous d'en substituer d'autres, sur lesquels le jugement des spectateurs même ne puisse se tromper : ne nous confions pas aux preuves que plusieurs personnes regardent comme convaincantes. Une seule erreur causerait un événement humiliant pour l'esprit, et serait l'opprobre de l'humanité.

On peut supprimer une théorie vicieuse et en établir une meilleure ; mais un architecte ne construira jamais un nouvel édifice sur les débris de celui qu'il aura renversé. Fournir une preuve qui peut être anéantie par une autre, c'est un ouvrage dangereux, ou au moins inutile, et qui ne sert qu'à augmenter le préjugé du praticien et à prolonger les souffrances du malade. Ce serait faire injure aux professeurs de notre art, que de croire que, depuis l'origine de la Médecine jusqu'à nos jours, il n'ait existé aucun signe infaillible de la mort. Il en existe, sans contredit; mais, c'est un outrage fait à l'humanité, que d'enterrer trop précipitamment.

J'ai divisé ce traité en quatre parties : l'exposition des abus des inhumations précipitées ; la considération de l'incertitude des signes de la mort; le traitement à employer dans les cas de mort apparente; enfin, un projet de règlement que j'adresse aux Magistrats et aux Médecins, pour remédier à cet abus. On y trouvera le résultat de l'examen de chaque signe, pris ordinai-

rement

rement pour un indice de la mort, et des réflexions qui prouvent la nécessité de la plus stricte observation dans certaines maladies aiguës. Je ne suis pas entré dans autant de détails que j'aurais bien voulu : je puis cependant me flatter d'avoir évidemment démontré l'insuffisance de la plupart des signes de la mort, afin de se précautionner contre le danger des enterremens précipités. Je me borne à faire connaître mes vues, et j'invite ceux qui voudraient approfondir cette matière, à consulter les auteurs qui l'ont traitée. Si mes idées s'accordent avec celles d'un Winslow, d'un Bruhier, d'un Haller, d'un Louis, d'un Monro, d'un Portal, mon opinion et mon jugement ne seront pas, je l'espère, déplacés, ni mes efforts sans avantage.

Il m'est bien flatteur de pouvoir soumettre mes idées et mes réflexions, sur la pratique que je voudrais établir, au discernement et à la sagacité des savans de ce siècle. Les amis de l'humanité et tous les gens éclai-

rés entreront dans les vues de l'auteur, quelqu'obscures et incomplètes qu'elles leur paraissent. Ils savent qu'il faut beaucoup de
travail et de preuves, pour abolir une ancienne pratique, et qu'il se trouve de grandes difficultés, quand il s'agit d'établir un
nouveau système. L'auteur s'estimera trop
heureux, si ces grands hommes veulent bien
corriger les défauts qu'ils rencontreront dans
son ouvrage : loin d'être humilié d'un pareil
procédé, il recevra leurs observations avec
un plaisir égal à sa reconnaissance. " *Refel-*
" *lere sine pertinacia et refelli sine iracundia*
" *paratus sum.* CIC. " Il est digne de l'hon-
nête homme et du philanthrope de demander
et de recevoir des conseils ; et, dans l'art de
guérir, c'est un devoir sacré que chaque
praticien doit remplir. Si je puis contribuer
à la conservation d'un seul de mes semblables, mon tems et mes travaux seront bien
employés, et mes vues seront remplies.

Si quid novisti rectius istis,
Candidus Imperti ; *si non his utere mecum.*
HORACE.

PROJET
DE RÈGLEMENT
CONCERNANT LES DÉCÈS, etc.

PREMIÈRE PARTIE.

OBSERVATIONS GÉNÉRALES
SUR L'ABUS
DES ENTERREMENS PRÉCIPITÉS.

CE serait sans doute un des plus beaux jours de ma vie, que celui où, honoré de la bienveillance du public, je pourrais contribuer à l'abolition d'une coutume très-dangereuse, pour ne pas dire barbare, et si opposée à la gloire et à la dignité d'une grande nation, qui n'aspire qu'à assurer le bonheur et la conservation du genre humain.

Des Médecins de la plus haute célébrité travaillent sans relâche à la recherche des moyens capables de remédier à tous les genres de maladies, et des savans approfondissent les sciences utiles au bien-être de la société. Chaque année, chaque mois voit éclore des ouvrages dont la postérité la plus reculée saura apprécier le mérite; mais, quel sujet d'étonnement pour elle, lorsqu'elle saura que nous n'avons pas pensé à réformer un abus aussi criant que celui d'enterrer trop précipitamment les morts, sous le faux prétexte que les signes de la vie ou de la mort sont incertains! de repousser loin de nous des parens, des amis, pour les envoyer dans un tombeau, où peut-être ils rendront le dernier soupir! *Jàm fuerit, nec post unquàm revocare licebit*, dit Lucrèce. Magistrats et Médecins, réunissez-vous pour combattre cet usage pernicieux; et comptez que l'humanité applaudira à votre courage. Travaillez, de concert, à vous opposer à une pratique meurtrière, qui engloutit le père et l'épouse, le parent et l'ami.

L'homme, depuis l'instant de sa formation, jusqu'au moment où il rend l'ame à son créateur, appartient au Médecin:

> *Theologis animam subjecit lapsus Adami,*
> *Et corpus medicis, et bona juridicis.* **OWEN.**

C'est le Médecin qui le dirige dans l'état de santé ou de maladie, et il ne doit le perdre de vue qu'au moment où les signes non équivoques de la mort annoncent que sa tâche est achevée : or ce moment est un point souvent difficile à saisir.

Nous n'ignorons pas que le génie de l'homme a déja moissonné une grande partie du champ de la médecine, et que des esprits éclairés ont fait naître cet amour de la gloire qui augmente sans cesse, et qui contribue à faire éclore de nouveaux talens. Les plus brillantes découvertes se succèdent ; les sciences marchent à grands pas vers leur perfection : tâchons donc d'en tirer tous les avantages possibles, et de les rendre utiles à l'humanité, qu'elles ont semblé perdre de vue. C'est ici le lieu de s'écrier, avec le poëte :

Obstupui, steteruntque comœ, et vox faucibus hæsit.

VIRGILE.

La pratique barbare contre laquelle je m'élève dans cet écrit fera sans doute frémir ; et ce qui doit exciter aussi la surprise et la douleur, c'est que l'art de la médecine, cet art si utile et si honorable, n'a pas exposé, d'une manière formelle, l'insuffisance des signes de la mort, ni empêché les inhumations précipitées. Les hommes, dans tous les pays, redoutent la mort, autant qu'ils

aiment la vie : tous , quelqu'indifférence pour
la vie qu'on leur suppose , craindraient d'être
enterrés vivans ; et cette seule idée leur ferait
horreur. Cependant, je suis très-convaincu de
la fréquence des malheurs occasionnés par les
enterremens faits prématurément, et je vais donner une idée des terribles inconvéniens qui en
sont la suite.

Le lecteur doit sentir d'avance qu'il est nécessaire d'adopter des moyens capables d'abolir
un si funeste usage. Qui est-ce qui ne volera pas
au secours d'un malheureux qui a besoin de notre assistance (1)? Et, lorsqu'il s'agit de dé-
rober à la nuit du tombeau un parent, un ami,
qui vit encore, qui est-ce qui n'aura pas le
courage de veiller sur lui, jusqu'à ce qu'on ne
puisse plus douter de l'extinction de sa vie? Que
l'humanité éloigne de nous l'effroi, le dégoût,
et nous conduise vers le lit funèbre : là, nous
nous empresserons de nous acquitter charitable-
ment des derniers devoirs à remplir envers les
malheureuses victimes de la mort.

---

(1) C'est surtout en voyant un mortel misérable ,
Que je sens à quel point je chéris mon semblable.
M. Fontaine, Epit. aux Pauv.

Nihil motum ex antiquo probabile est, dit Tite-Live. L'innovation éprouve toujours des difficultés ; et je sais bien qu'il faut prouver, par des exemples frappans, l'insuffisance des moyens ordinaires employés à l'égard des morts en apparence, pour faire adopter une nouvelle méthode. Ce n'est qu'après une mûre réflexion que j'ai mis au jour mon sentiment sur ce sujet, et je me flatte de trouver des partisans qui m'aideront à parvenir au but que je me suis proposé. Convaincu de l'abus des inhumations précipitées, je voudrais, par une courageuse assiduité, dessiller les yeux de mes contemporains.

Si c'est un devoir que de sauver la vie à son semblable, il importe à toutes les classes de la société de s'occuper d'un sujet aussi intéressant. C'est véritablement un travail qui peut être proposé à tous les grands hommes de ce siècle ; et ce sera un monument national et glorieux, auquel la postérité paiera un tribut respectueux de reconnaissance et d'admiration.

Il n'est pas de cœur assez insensible pour ne pas se sentir ému de joie et d'attendrissement, à la vue de ces précautions salutaires. Peut-il exister une seule personne qui ne voie avec le plus grand plaisir les efforts que l'on fait pour porter des secours à son semblable et tâcher de le rendre à la vie (1)? Quelle consolation pour tous les hommes en général, d'avoir désormais la certitude de rendre leurs derniers soupirs en présence de leurs parens ou de leurs amis ! Quel triomphe pour l'humanité, que de pouvoir arracher à la mort ses malheureuses victimes ! Qui est-ce qui n'aura pas la plus grande ardeur et ne redoublera pas ses efforts, pour faire adopter un systême si utile ? Quel est celui qui n'employera pas ses connaissances, son influence, sa vie même, à procurer ces tendres et charitables soins à ses semblables (2)? C'est à toutes les

----

(1) J'anticipe sur ce doux sentiment dont parle le poëte ;

Les ombres du tombeau. . . Mais le jour vient d'éclore :
Déja de ta santé j'ai vu briller l'aurore ;
Le ciel est plus serein, les astres sont plus beaux,
Et l'univers entier pour toi sort du cahos.
Epître à M. de Montullé, *sur la Santé.*

(2) Qu'il est doux d'être utile ! Une chaîne commune
Lie au corps social tous les individus :
Lui consacrer son bras, ses talens, ses vertus,
Quand il donne le rang, l'honneur et la fortune,
Quand on a de ses lois le salutaire appui,
C'est payer les bienfaits qu'on a reçus de lui.
Quel prix reconnaissant n'a-t-il pas droit d'attendre ?
Ami, de tes devoirs connaîs-tu la grandeur ?

conditions que ces conseils s'adressent : ils n'em-
brassent point une classe, plutôt qu'une autre ;
ils conviennent à toutes également. Il nous faut
des moyens assurés pour éviter des erreurs funestes, afin de conserver la vie autant que nous
en sommes capables, et de la charité pour les
exécuter. Toute la société y est vivement inté-
ressée, et l'on se flatte qu'elle en accélérera la
réussite. C'est pour la gloire de l'empire, le
bonheur et la tranquillité de tous les ordres qui
le composent, que l'on doit seconder et favoriser ce projet.

Depuis qu'il est démontré, par des témoignages respectables, et non par des contes puérils,
que des accidens de cette espèce ne cessent d'avoir
lieu journellement ; depuis que les assertions des
plus célèbres auteurs concourent, avec l'usage
anti-chrétien actuel, à représenter les horreurs
des enterremens prématurés ; combien est-il de
l'intérêt des Médecins, Magistrats et Législa-
teurs, de s'occuper unanimement de l'abolition
d'une pratique si funeste à l'humanité ? Les avis

Sais-tu qu'un citoyen, simple dispensateur
Des trésors que sur lui le ciel daigna répandre,
A ce qui l'environne est chargé de les rendre.

M. LÉONARD, *Ep. à un jeune Homme.*

et les opinions des hommes estimables, sur cette
partie, ont eté donnés au public, depuis long-
tems ; mais l'abus existe toujours, quoique dans
un moindre degré. Ils ont fait beaucoup pour
leurs semblables : cependant, il reste encore
quelque chose à faire, pour atteindre à la perfection. J'espère que nous parviendrons à remplir nos vues, et que les Médecins et les particuliers, en communiquant de tems en tems au
public les détails de ces graves inconvéniens,
finiront par abolir cette cruelle pratique. Les
développemens de ces exemples, communiqués
par les journaux périodiques, donneront nécessairement une nouvelle vigueur aux amis de
l'humanité, et contribueront, par ce moyen, à
remplir le but que nous nous proposons. L'honneur de la Faculté est naturellement intéressé à
effacer l'opprobre de cet abus.

Persuadé de la nécessité des efforts de mes
collègues, je les invite instamment à se joindre
à moi, pour découvrir les moyens de parvenir
à combler notre plus grand desir. Cet important
bienfait de l'humanité ne peut s'opérer que par
les efforts réunis et persévérans des Magistrats
et des Médecins. J'ai toujours été disposé à cor-
respondre avec ces messieurs, qui voyaient ce

sujet du même œil que moi, et à y contribuer de tous mes moyens : j'y suis encore plus porté à présent que jamais. Je voudrais que les circonstances de chaque exemple rapporté fussent fidellement examinées, et que les personnes employées à cette recherche en fissent des rapports amples et détaillés, pour que tous les gens de l'art pussent en juger sainement · je voudrais que l'esprit public ne fût pas plus long-tems inquiété par les relations de ces terribles accidens, qui l'affectent et qu'il craint.

Peut-être parviendrait-on ainsi à abolir, ou du moins à diminuer beaucoup la violence de cette mauvaise pratique. Je ne crois pas qu'il puisse exister un seul homme réfléchi et sensible, qui n'éprouve les plus douces émotions, en appercevant la possibilité d'empêcher ce mal.

Les nombreux exemples d'enterremens précipités qu'on trouve dans les ouvrages de Pechlin et d'autres auteurs, sont si invraisemblables et si choquans, que beaucoup de personnes, envisageant ces histoires de l'œil du ridicule, seraient tentées de regarder comme légers et impuissans les efforts que l'on pourrait faire pour corriger cet abus. Je prierais cependant ces personnes si incrédules de m'aider dans mon dessein, quand ce ne serait que pour rassurer des esprits peureux, et procurer cette consolation individuelle que promet l'adoption d'infaillibles moyens contre un enterrement fait à la légère.

Le moyen le plus sûr d'atteindre le but si ardemment desiré, serait de se réunir pour opposer les nouveaux moyens à l'ancienne pratique. Des hypothèses, des histoires puériles et à la portée des esprits faibles, ne méritent aucun égard, quoiqu'elles laissent des impressions désagréables : ces plaintes ne doivent point être écoutées, et les personnes qui les propagent méritent une répréhension sévère.

Autant il est honorable pour nous de recevoir, avec intérêt et reconnaissance, des observations bien constatées, autant c'est un devoir pour nous de démontrer la futilité et l'invraisemblance des autres. Il n'est guères possible de trouver des opposans à ces précautions, quoiqu'il y en aurait quelques uns peut-être qui les croiraient inutiles. Je ne rougirais point, en disant que je recevrais, avec un vrai plaisir, les communications de ces messieurs sur les accidens terribles dont ils auraient été les témoins : je dirai plus, je les recueillerais et je représenterais en masse la somme du mal qui menace l'humanité, et je constaterais ainsi, par un poids non équivoque d'évidence, le degré de l'abus dont je parle. Ce serait une manière avantageuse, pour ceux qui voudraient m'imiter, d'obtenir la douce satisfaction d'avoir contribué au bien-être de leurs semblables, et d'avoir triomphé dans la plus juste des causes. Il vaut mieux adopter ce plan, que de laisser le remède au tems et aux circonstances. Il est bien plus glorieux de combattre avec fermeté, avec opiniâtreté même, des préjugés et des objections qui se présentent à nous, que de confier au hasard un changement favorable.

J'espère donc que la Faculté, par un effort général et louable, examinera la question de savoir si l'on n'enterre pas trop tôt, dans les morts subites. Que des Médecins, dont le jugement, le caractère et la réputation ne peuvent être mis en doute, se fassent un devoir de faire leurs observations et de diriger leur attention sur ce grand point. Qu'ils décident, d'après le résultat d'examens sérieux, si l'ensevelissement n'est point trop hâtif. Conserver la population dans un état, n'est-ce pas en maintenir le plus ferme appui? L'abolition d'une pratique qui porte, directement ou indirectement, une main meurtrière dans son exécution, contribuera au bonheur de toutes les familles, et finira, sans doute, par recevoir des honneurs nationaux, des remercîmens publics et particuliers, et une récompense qui vaut mieux que toute autre, celle d'avoir sauvé la vie à son semblable.

Il me semble que le silence est blâmable, dans des pratiques suivies d'effets si funestes, et que nous devons unir notre autorité et nos représentations, pour empêcher les enterremens précipités.

L'abus d'enterrer trop tôt n'est pas le seul qui existe : il y en a d'autres qui sont pratiqués sur les corps de ceux qu'on croit morts, et qu'il faudrait aussi proscrire. Devrait-on jamais, dans aucun pays, confier les tristes soins dus aux morts, aux gardes-malades, ou abandonner les corps aux personnes chargées de leur inhumation? Il est à craindre que ces personnes n'aient pas les connaissances nécessaires pour juger si le cours de la vie est seulement suspendu, ou si la mort a irrévocablement établi son empire. C'est, sans doute, la difficulté, qui se présente quelquefois, de distinguer entre la vie et la mort, qui fait que les habitans de quelques pays em-

terrent les corps après des quinze ou vingt-quatre
heures : ils les abandonnent trop précipitamment et sur l'apparence de signes équivoques ;
car la roideur du corps, son réfroidissement,
la suspension de la respiration, la couleur jaune
ou bleuâtre du visage, le défaut de pulsation
des artères, l'enfoncement des yeux, etc., font
croire à l'observateur ignorant que la personne,
qui n'est qu'asphyxiée, est réellement morte.
On se hâte, en conséquence, de débarrasser
la maison d'un corps dégoûtant, et, par une
activité et une vigilance mal placées, on anéantit
la dernière étincelle de la vie, qui ne s'éclate
qu'au fond du tombeau. Personne n'aura la témérité d'avancer que cet abus ne règne point
dans plusieurs villes, ou que les soins que l'on
emploie à cet effet suffisent pour le règlement
des inhumations.

Je demande quelle peut être la raison qui jus-
tifie un enterrement subit : on me répondra,
sans doute, qu'il faut plutôt procurer nos soins
aux vivans qu'aux morts. J'en conviens ; mais
je voudrais qu'on fît une distinction entre ceux
qui meurent subitement et ceux chez qui la mort
ne s'établit que par degrés. J'insiste à dire que
l'humanité réclame de nous une surveillance

très-exacte et suivie sur ceux qui sont attaqués
de léthargie , apoplexie , syncope , affection
histérique, ou de toute espèce d'asphyxie. C'est
dans ces cas qu'il est à craindre que la vie ne
reste suspendue jusqu'après l'enterrement. Il y
a des pays, par exemple , l'Angleterre , l'Allemagne , où la loi défend d'enterrer si tôt.

Beaucoup d'auteurs célèbres ont écrit sur les
morts subites , et tous défendent les enterremens
précipités. Tels sont Fabrice de Hilden, Lancisi ,
Haller , etc., ainsi que des auteurs modernes ,
qui les condamnent également. Dans des maladies
épidémiques , des dyssenteries , des fièvres plus
ou moins malignes, des inflammations de viscères , etc. , on est trop assuré de la mort pour
en pouvoir douter ; et, c'est dans ces cas, où
les humeurs courent vîte à la putréfaction , que
l'on doit se hâter d'enterrer les cadavres. On
le fait par respect , par égard , par prudence
pour les vivans ; et c'est seulement dans ces
occasions , où la société serait menacée de maladie , que les inhumations subites doivent être
pratiquées ou permises. Il faut avoir, je l'avoue ,
une juste crainte pour la santé des vivans ; mais,
à l'abri du danger , nos soins devraient être
donnés aux morts réellement ou en apparence.

La

La santé des vivans a été conservée bien des fois par l'examen des morts : ils réclament donc nos soins et notre attention.

Il est également cruel et inhumain de clouer le couvercle du cercueil avant de transporter le corps à l'endroit de l'enterrement; ou enfin de se servir des moyens généralement employés d'après une mort supposée ; comme d'envelopper le corps avec un drap, de mettre des poids sur les yeux et le creux de l'estomach, de brider les mâchoires, les bras, etc. Ces procédés ne sont qu'embarrassans; sans avoir la moindre utilité, et sont même très-gênans et très-nuisibles, si la mort n'est pas réelle.

Les morts sont habillés suivant le goût des nations, et subissent partout des opérations ennuyeuses, inutiles et très-contraires pour rappeler à la vie, si la personne n'est pas morte. Quel inconvénient y a-t-il de laisser le corps au lit, couvert simplement d'un drap, sans être comprimé d'aucun côté, enfin sans le moindre vêtement? On doit différer tout procédé d'habillement, jusqu'à ce que la mort soit certaine. C'est alors qu'on peut mettre le cadavre sur une paillasse, pour éviter de salir le lit ; que l'on peut couvrir la tête d'un bonnet que l'on serre autant

qu'on veut ; que les ouvertures naturelles peuvent être tamponnées, le corps frotté d'huile
aromatique, de baume, ou de telle substance
qu'il plaît aux parens de choisir, pour empêcher
la putréfaction. On se sert aussi, pour cela, de
chaux, de pétrole, de bitume, de vernis blanc,
de cire, de sel, de gommes odorantes, de musc,
de camphre, de cassie, d'huiles essentielles, de
parfums, etc.

D'après tout ce que je viens de dire sur les
suites funestes des enterremens faits précipitamment, il importe d'exposer les signes certains
de la mort, afin d'établir une distinction entre
la mort réelle et celle qui n'est qu'apparente. Il
y a telle mort causée par l'extinction subite du
principe de la vie, où il est très-difficile de
déterminer avec exactitude et certitude l'époque où la vie cesse et où la mort commence :
la vie peut même rester inerte pendant quelques
jours, quoiqu'en apparence le corps tende à sa
dissolution. Le principe vital est capable de s'en-
dormir, s'il est permis de m'exprimer ainsi,
à un tel point que l'animal ne présente aucun
signe de vie, et semble être réellement mort.
Alors, la circulation et le jeu de la poitrine
seront suspendus ; un froid universel s'établira ;

et, malgré cela, la vie ne sera pas anéantie. Le principe de la vie peut subsister, quoique les organes aient cessé d'exercer leurs fonctions : il se conserve d'une manière admirable, et il peut ranimer la machine, lorsqu'elle est menacée d'une destruction totale, et à cet instant même où nos corps semblent avoir cessé d'exister. Ce principe varie suivant le genre de l'animal : il est plus actif chez les animaux qui déploient une grande force musculaire, et qui dorment peu ; moins actif chez d'autres, dont les mouvemens de locomotion s'exécutent avec lenteur, qui dorment long-tems, et souvent plusieurs mois de suite. Y aurait-il donc lieu de s'étonner que ce principe, dont l'énergie serait fort diminuée chez l'homme, par l'action de causes internes ou externes, ne donnât presque aucun signe de son existence, au point que nous douterions si la mort n'est point établie ?

Ne nous hâtons donc jamais de faire enterrer les personnes qui ne donnent aucun signe de vie : qu'on n'ensevelisse un corps qu'après avoir constaté la mort par des expériences sûres : rejettons tout procédé qui éteindrait peut-être un reste de flamme vitale qui eût pu se rallumer : renonçons à tous ces moyens qui compriment les vaisseaux,

gênent la circulation, qui peut-être n'est suspendue que momentanément. Le corps ne doit
pas être exposé de suite au froid, et le défaut
d'air pourrait éteindre un reste de vie. Il est
aussi très-essentiel de ne rien faire qui puisse
détruire l'irritabilité ; car, quoique les muscles
soient flasques, quoique plusieurs parties soient
affaissées, néanmoins les sphincters, le cœur
et le diaphragme peuvent recouvrer leur contractilité. On sait que les muscles peuvent se
contracter même après la mort réelle, et que
mille expériences prouvent l'irritabilité dont ils
sont encore pourvus. Il faut donc que toutes
ces parties soient libres et dégagées de tout ce
qui serait capable de les comprimer, afin qu'elles
puissent recouvrer la force et l'action qu'elles
ont perdues. Ajoutons qu'une chaleur modérée
est essentielle, parce que le froid, en épaissis-
sant les fluides, empêche qu'ils ne pénètrent
dans les petits vaisseaux. Le cœur est, de toutes
les parties du corps, celle qui est la plus irritable : son action commence avec nous et ne
cesse entièrement que quand la dissolution approche. Certains organes peuvent mourir avant
le cœur ; car on sent communément la pulsation
des artères, après que le dernier soupir a été

rendu. Si, dans les morts subites, le cœur cesse
de battre, les artères cessent aussi leur pulsation ; et néanmoins le cœur est encore capable
de reprendre ses mouvemens, comme beaucoup
d'observations le prouvent. Peut-être le cœur
bat-il encore, mais si faiblement que ses mouvemens sont imperceptibles : ce sont des moti-
tations légères, une sorte de frémissement. Dans
des cas pareils, il y aura toujours une accumulation de sang dans la veine-cave, et la circulation cessera ; quoique, si le cœur a conservé
une petite portion de son énergie, il soit encore
possible que cette énergie se rétablisse totalement, et que la circulation ait lieu. D'abord, la
systole sera très-faible, et le pouls battra d'une
manière insensible, la circulation se bornant
aux grands vaisseaux ; mais, si la peau était
fortement resserrée par le froid, lorsque cette
énergie serait encore faible, le sang ne pourrait
jamais circuler dans le système capillaire, et le
peu de vie qui reste serait anéanti. Les asphyxiés
par le froid ne nous fournissent malheureusement que trop de preuves de ce que nous avan-
çons. Il est donc très-dangereux d'enfermer dans
un cercueil, ou d'exposer à l'air froid d'un grand
appartement, les corps des personnes mortes

subitement, ou qui ne le sont qu'en apparence.

Il faut éviter le froid, afin qu'il n'éteigne pas la dernière étincelle de la vie, et tenir néanmoins le corps exposé à l'air, parce que le défaut d'air produirait le même effet que le froid. On éloignera donc avec soin tous les obstacles capables d'empêcher un reste d'action du principe vital, surtout lorsque l'action de ce principe peut n'être que suspendue; comme on a toujours lieu de le conjecturer, lorsque les principaux organes n'ont éprouvé aucune lésion marquée et considérable. C'est surtout dans les morts subites, dans les affections comateuses, que l'humanité exige que l'on use à la rigueur des précautions que nous avons indiquées.

On regarde ordinairement, comme signes certains de la mort, les phénomènes suivans,

Savoir:

1.° La suspension de la respiration.

2.° La roideur des membres.

3.° L'abolition du sentiment et du mouvement.

4.° Le défaut de battement du cœur et de pulsation des artères.

5.° La sortie spontanée des matières fécales.

6.º L'affaissement, l'opacité et le défaut
   • d'éclat des yeux.

7.º La froideur du corps.

8.º La pâleur ou la lividité du visage.

9.º Le relâchement de la mâchoire inférieure.

10.º Le regorgement des liquides versés dans
    la bouche.

11.º L'insensibilité de la membrane pituitaire.

12.º L'affaissement, la mollesse et le fron-
    cement des lèvres.

13.º Les tempes creuses et le nez rétréci et
    effilé.

14.º La putréfaction.

La valeur de chacun de ces signes va être
pesée et examinée dans autant de chapitres, qui
formeront la seconde partie de cet ouvrage.

SECONDE PARTIE.

DE L'INCERTITUDE DES SIGNES DE LA MORT.

CHAPITRE PREMIER.

La suspension de la respiration est un signe équivoque de la mort.

ON croit communément que la suspension de la respiration est un signe infaillible de la mort; rien de plus faux que cette assertion ; car la syncope, la léthargie, certaines affections comateuses, où cette fonction a cessé en apparence, prouvent démonstrativement que la flamme vitale n'est point éteinte, quoique les poumons et les muscles de la respiration ne donnent aucun signe de mouvement. Je crois qu'il est utile de faire ici l'exposition des moyens vulgairement usités pour s'assurer si la respiration existe ou non ; moyens que l'ignorance et la témérité ont regardés comme la pierre de touche de la vie ou de la mort, et dont les faux résultats ont coûté la vie à un grand nombre d'individus.

Le moyen le plus ordinairement employé consiste à placer, très-près de la bouche de la personne qu'on soupçonne morte, la flamme d'une bougie. Si cette flamme reste immobile, on en conclut que la personne est décidément morte ; et, si elle est agitée, on en conclut que la personne est en vie. Passe pour cette dernière conclusion ; mais, pour la première, elle est très-fausse, attendu que, chez les asphyxiés, etc., et dans tous les cas de mort apparente, le souffle est complètement éteint. Donc, si l'on s'en rapportait, dans ces cas-ci, à l'épreuve par la bougie, on risquerait d'enterrer des personnes vivantes.

Placer un fil très-délié de coton ou de laine au dessous des narines, ou fort près de la bouche, est une épreuve également frivole, pour les raisons énoncées ci-dessus.

Que dire aussi de l'épreuve par une glace polie, que l'on approche de la bouche ? Dira-

t-on que, si cette glace se ternit, la personne
est vivante, et qu'au contraire elle est morte,
si elle ne se ternit pas ? Qu'elle se ternisse ou
non, on n'en peut tirer aucune conséquence
raisonnable, soit pour l'état de vie, soit pour
l'état de mort. Un asphyxié par le froid, bien
susceptible d'être rappelé à la vie, ne ternira
pas la glace, tandis qu'un corps qui vient d'expirer, et qui est encore chaud, pourra exhaler
des vapeurs qui la terniront fortement.

Voici encore une expérience tout aussi fautive
que les épreuves précédentes. On place un verre
d'eau sur le cartilage xyphoïde, et l'on examine
avec attention si l'eau est agitée ou non. Dans
le premier cas, on prétend que la personne res-
pire : dans le second, on veut qu'elle soit morte.
Pour démontrer la puérilité de ce moyen, il
suffit de dire qu'il y a mille cas de morts apparentes, où le diaphragme exécute des mouvemens que nos sens ne peuvent appercevoir, et
dans lesquels la respiration a réellement lieu ; et
que, dans bien des circonstances, l'eau pourrait
être agitée, en conséquence de certains mouvemens tout-à-fait étrangers à ceux de la respiration, par exemple, par la dilatation ou la con-
densation d'un fluide aériforme contenu dans
l'estomach ou les intestins.

Je vais maintenant tâcher de prouver que la respiration peut être suspendue, sans que la mort ait lieu. La respiration étant une fonction entièrement dépendante de l'action du cerveau, il est clair que tout ce qui ralentit, suspend ou anéantit les fonctions du cerveau, abolira peu-à-peu l'action des muscles de la respiration, principalement des intercostaux et du diaphragme. L'énergie vitale est diminuée, lorsque l'action du cœur est faible et imparfaite : car une distribution irrégulière et moyenne du sang dans les systêmes artériel et pulmonaire suffira pour amener une suspension des fonctions cérébrales et conséquemment des fonctions animales. La même cause, poussée plus loin, produira l'insensibilité, la pâleur et d'autres symptômes qui paraissent être des indices de la mort. Le changement qui a lieu ici est absolument le même que celui qui s'observe lorsque les poumons sont frappés par un gaz délétère et qui arrête subitement ses fonctions. Ce n'est pas ici le cas d'énumérer toutes les causes, tant externes qu'internes, qui contribuent à ralentir la respiration, et qui suspendent les opérations chimiques et mécaniques des poumons.

Voici les phénomènes qui s'observent chez

les animaux à sang chaud que l'on met dans la machine du vide, ou qui respirent un air vicié. Lorsqu'on empêche un animal de respirer un air pur, on affaiblit l'excitabilité de la membrane muqueuse des bronches et des vésicules pulmonaires : la circulation ne se fait plus si librement; le sang ne subit pas de changemens salutaires ; les opérations chimiques du poumon ne se faisant qu'en partie, où ne se faisant pas du tout, les opérations mécaniques sont suspendues. L'exclusion de l'air atmosphérique et le contact continuel du sang noir amènent graduellement un état de paralysie, tant du poumon que des autres parties du corps ; état qui peut être suivi d'une mort bien décidée.

La mort n'a pas lieu, chez tous les animaux, dans le même espace de tems : cela dépend de la force du méphitisme ou de la modification du gaz reçu dans les bronches. Il parait aussi que le défaut d'air atmosphérique suspend subitement les opérations du poumon et anéantit sur-le-champ la vie. Quelques Médecins pensent que les qualités physiques du gaz altèrent la membrane interne des poumons, avec laquelle il est en contact. Il paraît, en effet, que certains gaz sulphureux, nitreux, etc., reçus dans

les poumons, causent une mort quelquefois subite, quelquefois précédée de convulsions terribles ; niais, dans d'autres cas, l'impression
d'un gaz moins délétère amènera une suspension
de la respiration, qui ne s'établira que graduellement. Lorsque je dis que la mort est occasionnée par l'entrée de gaz destructeurs dans les
voies aériennes, je devrais dire ce que je pense
de la manière d'agir de ces gaz ; mais je n'ai point
de preuve directe que c'est leur contact avec
la membrane interne des poumons, ou la contraction spasmodique de l'épiglotte qui se ren-
verse sur la glotte, qui excluent tout passage
de l'air respirable. D'ailleurs, la solution de
cette question me paraît peu importante, attendu
que la mort survient toujours, et que les moyens
d'excitation sont à-peu-près les mêmes dans
tous les cas.

Les organes de la respiration ne sont pas également susceptibles de l'impression du mauvais
air chez tous les animaux : cela dépend de la
différence d'organisation. Les qualités irritantes
de l'air des marais ne sont point nuisibles aux
animaux à sang froid., tandis que cet air mal-
faisant tuerait l'homme : probablement une petite quantité d'air respirable suffit pour entre-

tenir leur vie. Plus l'animal est parfait, plus il paraît avoir besoin d'air pur. Si l'homme et d'autres animaux, dont l'organisation approche de la sienne, étaient exposés à l'influence de l'air des marais, où des animaux à sang froid habitent, la respiration et la circulation seraient gênées ; les forces diminueraient au point de s'anéantir ; le pouls serait petit et faible, et la cessation des mouvemens des poumons, du cœur et de l'action cérébrale, auraient bientôt lieu.

Il ne suffit pas que l'air que nous respirons soit dépourvu de qualités irritantes ou malfaisantes : il faut aussi qu'il ne soit pas raréfié à un certain point ; car alors le poumon ne pourrait en recevoir une quantité suffisante dans chaque inspiration : ce qui produirait insensiblement les mêmes effets que le défaut absolu d'air.

Si l'on était assuré que la mort des asphyxiés ne pût être attribuée qu'au défaut d'air respirable ou aux qualités chimiques d'un gaz délétère, on ne serait pas embarrassé sur la manière de les traiter ; car il suffirait d'introduire dans les voies aériennes une quantité suffisante d'air atmosphérique, et d'employer, en même tems, quelques moyens chimiques propres à neutraliser ces gaz, qui sont impropres à la respiration.

Nous avons parlé jusqu'ici des gaz nuisibles et du défaut d'air respirable, sans rien dire de l'action mécanique des gaz sur la membrane des voies aériennes et sur les nerfs des poumons ; action qui suspend les phénomènes de la respiration plus ou moins complétement. Une colonne d'air respirable, qui tomberait avec vélocité sur les bronches, produirait, par un choc soudain, un effet si violent sur les vésicules des poumons, que la respiration se ferait bien difficilement ; serait, dans quelques cas, suspendue pendant plusieurs heures, et pourrait même être abolie d'une manière soudaine. La rapidité du mouvement des particules de l'air serait capable d'anéantir les opérations, tant chimiques que mécaniques, des poumons ; et cet organe serait hors d'état de réagir, après avoir éprouvé un choc violent.

La gêne et l'interruption des fonctions de la respiration sont suivies de la défaillance, du réfroidissement et de l'insensibilité du corps. Il y a une connexion intime entre les opérations pulmonaires et celles du sentiment et du mouvement, c'est-à-dire, de l'énergie cérébrale et de la sensibilité nerveuse. Quelquefois la cessation subite des opérations des poumons est suivie de convulsions générales ; mais, dans d'autres cas, où les mouvemens de la respiration cessent par gradations, il s'établit un état d'engourdissement, d'insensibilité, qui n'offre aucun indice d'irritabilité, malgré l'emploi des plus forts stimulans et leur application aux parties les plus sensibles ; et, lorsque cette suspension a duré plusieurs heures, la sensibilité diminue peu-à-peu, jusqu'à ce qu'elle s'éteigne complètement.

Je ferai ici une courte digression relativement à la manière dont j'imagine que ce défaut d'influence nerveuse a lieu. On peut, sans doute, l'attribuer à un ralentissement de la circulation du sang dans les vaisseaux cérébraux : cela est même démontré par les syncopes causées par des hémorrhagies ou d'autres évacuations abondantes ; car alors le cerveau est dépourvu de son stimulus naturel ; ce qui cause un état d'insensibilité générale. Mais, quand le cœur projette le sang dans les plus petites ramifications des artères, alors le défaut de sensibilité vient des poumons, du changement imparfait du sang dans son passage par ce viscère, en un mot, de son oxygénation incomplète. Quelle idée faut-il avoir de l'oxygénation du sang dans les poumons ?

L'air

L'air cède-t-il au sang, dans la respiration, une seule des parties dont il (l'air) est constitué, laquelle étant reçue dans les vaisseaux pulmonaires contribue, soit à la nutrition de l'animal, soit à l'excitation de l'énergie nerveuse? ou bien, lorsque l'oxygène est en contact avec le sang, la matière électrique ne se dégage-t-elle pas alors de l'air, pour pénétrer dans les poumons, être absorbée dans le système et opérer les phénomènes étonnans qui ont pour cause l'influence des nerfs?

Le fluide nerveux ne serait-il autre chose que la matière électrique qui se modifierait dans les poumons et passerait dans le sang, à l'instant même où l'oxygène se dégagerait de l'air atmosphérique? Cette matière électrique subirait-elle dans le sang certains changemens qui la rendraient propre à être le stimulus convenable des nerfs? Je ne propose ceci que comme une hypothèse, qui me paraît très-probable. Y aurait-il un rapport entre l'oxygène et le fluide électrique? Ne pourraient-ils pas s'unir, au moment où le poumon les dégage de l'air atmosphérique, se mêler au sang, qui est un excellent conducteur de l'électricité, pour être distribués ensuite dans toute la machine?

D'après cette supposition, le sang transmet au cerveau un stimulus qu'il reçoit dans les poumons ; stimulus qui diffère de l'oxygène, mais qui est nécessaire pour entretenir l'action du cerveau et des nerfs. Telle serait l'utilité de la respiration, et l'on verrait pourquoi la sensibilité et le mouvement seraient anéantis, lorsque cette fonction cesse. Le défaut de ce fluide ne serait-il pas aussi la cause de plusieurs maladies de nerfs, si difficiles à traiter ? Il me semble qu'il est naturel de croire qu'une surabondance de fluide électrique, par exemple, dans les tems d'orages, est cause de la mort subite qui frappe plusieurs animaux, quoiqu'on pourrait prétendre que la mort, dans ce cas, est plutôt l'effet d'une commotion violente, que l'effet des éclairs. J'observerai, à ce sujet, que les éclairs produisent souvent l'effet d'une commotion violente, et que les nerfs des poumons peuvent être aussi fortement ebranlés par l'intensité et la masse des fluides électriques, que par la commotion la plus vive.

Pour faire sentir la probabilité de la théorie que j'ai établie, tant sur l'entrée de la matière électrique dans le poumon, que sur la modification qu'elle éprouve dans les vaisseaux sanguins,

Je rappellerai au lecteur qu'il est difficile de trouver de meilleurs conducteurs de la matière électrique, que le sang et les nerfs. Si l'on suppose que le fluide électrique agit comme un puissant agent chimique, et produit des changemens qui entretiennent et caractérisent la vie animale, ne serait-il pas important d'examiner le *modus agendi* de cet étonnant fluide, et ne parviendrait-on pas, par-là, à perfectionner le traitement de plusieurs maladies qui proviennent du désordre des nerfs ? Puisque la respiration et la digestion se font par des attractions chimiques, pourquoi d'autres opérations du corps ne s'exécuteraient-elles pas d'après les mêmes lois ? Si ces opérations ne sont pas, à proprement parler, chimiques, la chimie a du moins beaucoup d'influence là-dessus : quoique modifiée par le principe de vie, elle ne présente plus les mêmes résultats que sur la matière inorganique. On peut consulter, à ce sujet, la Chimie mécanique de M.r Sage, dont les idées sont aussi saines que lumineuses.

Dans les accidens et dans les maladies où la respiration est suspendue, il est difficile de savoir s'il n'entre pas une petite quantité d'air dans les poumons. Il est probable que l'affaissement

des bronches et les matières visqueuses dont
elles se remplissent, interdisent tout accès à
l'air. D'ailleurs, la force des poumons dimi-
nuera, à proportion de la cessation de leurs
fonctions. Le phénomène qui est une suite nécessaire de cette cessation, c'est le réfroidissement du corps et une diminution de la capacité
de la poitrine : cette cavité se resserre peu-à-
peu, et le diaphragme est sans mouvement
sensible.

Il est possible, comme nous avons vu, que
l'extinction apparente de la vie, qui suit une
interruption de la respiration, soit l'effet du
défaut d'oxygénation ou de toute autre cause
qui s'opposerait aux opérations, tant chimiques
que mécaniques, des poumons. Souvent le cœur
continue ses mouvemens, et, malgré le refoulement d'un sang noir dans le systême vascu-
laire, il reçoit néanmoins assez d'excitation
pour continuer son action pendant plusieurs
heures. Ce refoulement est prouvé par la couleur bleuâtre du visage et des lèvres, et par des
taches noires sur différentes parties du corps.
Si l'on observe que le cœur continue de battre,
quoique les fonctions animales aient cessé, c'est
que la mort se trouve placée dans les poumons,

le cerveau, et non pas dans le défaut d'oxygé-nation du sang. Cette opinion se prouve par l'état d'insensibilité qui précède l'extinction de la vie, comme cela a lieu dans l'épilepsie, l'apoplexie, les maladies comateuses et nerveuses. Les ouvertures des corps ont démontré que les poumons ont souvent cessé de faire leurs fonctions avant les autres organes, et qu'ils sont communément engorgés de sang.

C'est même d'après une loi de l'économie animale, que les fonctions du corps s'arrêtent et se reposent de tems en tems. Y aurait-il donc lieu de s'étonner que la respiratiou, qui est une fonction toute dépendante de l'influence cérebrale, ne s'arrêterait pas aussi, pendant que la vie organique continuerait de subsister ?

CHAPITRE SECOND.

La roideur des membres est un signe illusoire de la mort.

S I l'on connaît les phénomènes du corps humain, on ne décidera pas que la roideur des membres est un signe certain de la mort : c'est un de ces *criteria* qui est le plus faux de tous. Si les membres, dans l'état d'une mort bien réelle, sont ordinairement roides, il y a beaucoup de cas aussi où ils sont parfaitement flexibles. La roideur des membres ne prouve pas plus la mort, que leur flexibilité ne prouve la vie. Dans certaines maladies convulsives, le jeu des articulations est anéanti, et les membres restent dans un état d'extension, jusqu'à la cessation du paroxysme. Dans les asphyxiés par le froid, il y a rigidité des membres, engourdissement, perte de tout mouvement, et, quelqu'effort que l'on fasse pour fléchir les extrémités, on ne peut en venir à bout. Ne pourrait-on pas conjecturer qu'un tel état est pro-

duit en partie par une espèce de spasme ou de
secousses convulsives que le corps éprouve, en
perdant sa chaleur ? La rigidité ne serait-elle
pas occasionnée par le dernier effort du pouvoir
nerveux, qui, dans ce cas, pourrait être aidé
par une application modérée de la chaleur, par
des frictions, etc. ? Alors, l'extinction de la
chaleur animale suffit, jusqu'à un certain point,
pour rendre les articulations immobiles, con-
curremment avec d'autres causes qui produisent
un tremblement de nerfs ou une compression.
Ainsi, le phénomène qui s'observe chez les
vivans, et qui s'explique aisément, nous trom-
perait beaucoup dans le jugement que nous
portons sur les morts apparentes. La roideur
peut appartenir à deux états différens des corps :
dans l'un, elle se dissipe, et la vie se rallume ;
dans l'autre, elle se dissipe encore, et la mort
est réelle ; parce que la putréfaction ayant lieu,
la flaccidité, état opposé à la roideur, s'établit.

Ce qui rend bien plus déplorable la situation
des personnes attaquées de catalepsie, c'est que,
malgré leur état de mort apparente, elles en-
tendent ce qui se dit, ce qui se passe autour
d'elles : elles s'apperçoivent de tous les prépa-
ratifs que l'on fait pour les ensevelir, etc.

Aussi, lorsqu'elles sont revenues à elles-mêmes, elles racontent les moyens qui ont été employés pour les soulager, ce que l'on a dit, ce que l'on a fait. Un observateur exact ne peut se tromper sur l'état cataleptique ; car les membres conservent la position qu'on leur donne : il n'y a ni pouls, ni respiration, ni sensibilité ; et, si le Médecin n'arrive que plusieurs heures après que la personne est crue morte, et que l'on a rempli, vis-à-vis d'elle, les coutumes usitées pour l'habillement des morts, il est possible alors que l'on enterre une personne vivante ; parce que l'on n'aura consulté que les signes ordinaires et illusoires de la vie et de la mort. Et quelle affreuse position que celle de cette personne cataleptique, qui sait qu'on va la conduire au tombeau, sans qu'elle puisse parler, voir, donner le moindre signe de mouvement et de vie !

La conservation du principe vital, qui a lieu quoique les organes aient cessé leurs fonctions, nous frappe d'étonnement et nous fait dire, avec Sydenham, qu'il y a deux hommes en nous : un extérieur ou corporel ; l'autre intérieur ou immatériel, en qui réside le système sensible, ou la source cachée du sentiment et de la vie.

Je reviens. La rigidité pouvant donc avoir

lieu avec la vie, on ne peut pas la regarder
comme un signe certain de la mort. A la vérité,
la roideur des membres s'observe communément chez les personnes qui sont mortes d'une
maladie ordinaire ou d'une maladie chronique ;
et c'est ce qui a fait que plusieurs praticiens
célèbres ont regardé ce phénomène comme un
signe infaillible de la mort ; comme, au contraire, ils ont cru trouver des signes de la vie
dans la flexibilité des membres, qui s'observe
chez certains asphyxiés et quelques apoplectiques. Mais, quel est le praticien qui n'a pas
observé cette flexibilité des membres, cet état
de mollesse des chairs, lorsque les fluides sont
putréfiés, et que la mort est certaine ? Quand
le sang se décompose graduellement, par le défaut d'oxygène, comme dans les asphyxiés par
le charbon ou par une chaleur excessive, la
flexibilité des membres se conserve assez ordinairement, ainsi que la chaleur animale. Lorsque la vie ne s'éteint que lentement, lorsque
les fluides sont décomposés, il y a une souplesse
extraordinaire des chairs, des ligamens, des
articulations ; mais, si la mort est subite, et si
le corps se réfroidit promtement, alors les trans-
sudations qui se font dans les articulations s'é-

paississent et rendent difficile le mouvement des membres. Mais, tout cela ne prouve rien, sinon que le corps, suivant son état et celui des fluides, sera roide ou souple après la mort. Je serais porté à croire que la rigidité des articulations tient à un état spasmodique, dans les asphyxies et autres genres de mort ci-dessus rapportés, et qu'elle est l'effet d'une compression cérébrale ; car, avant que ce phénomène ait lieu, le cerveau s'endort, éprouve un bouleversement, et le sommeil le plus profond s'empare de l'animal.

Ceux qui périssent par le froid meurent d'une véritable léthargie : leurs membres sont roides long-tems avant que la mort ne se déclare, c'est-à-dire, pendant que le cerveau exerce encore ses fonctions ; mais, dès l'instant que l'action cérébrale cesse, la sensibilité et la locomotion cessent aussi ; à quoi il faut ajouter la paralysie du diaphragme et la cessation de la circulation. Heureux alors ceux dont les fonctions vitales peuvent être rappelées, après que celles des principaux organes n'ont plus lieu ! Plus heureux encore ceux qui peuvent être secourus sur-le-champ ! Plusieurs observations prouvent que des personnes, tombées en syncope, sont restées dans un état de rigidité pendant plusieurs jours, et n'ont recouvré la vie qu'après avoir été déposées parmi les morts.

Il est démontré que la crainte, une peur violente donne lieu à des signes que l'on a regardés comme des indices de mort. Un refroidissement considérable, la pesanteur du corps, la pâleur du visage, la suspension de la respiration, peuvent être occasionnés par une peur excessive. De célèbres auteurs rapportent des exemples de cette espèce, où le corps ne donnait aucun indice de sensibilité, malgré la force des moyens dont on se servait ; et ces personnes ont cependant été rappelées à la vie, au bout d'un certain tems. Les effets que produit la frayeur sont très-remarquables chez les personnes irritables, elle peut tuer soudainement : c'est une des causes morales qui affectent le plus vivement le système nerveux. Des spectres hideux pourraient causer un mal incurable aux femmes délicates et aux jeunes filles. La crainte d'une punition sévère, d'un malheur quelconque, une disgrace, une menace, peuvent produire des convulsions, la défaillance, la perte de la mémoire, la folie, la paralysie, etc. Un grand chagrin, un événement fâcheux et inattendu, produirait aussi les mêmes effets. Un homme étant allé voir son frère, qu'il croyait bien portant, le trouva mort. Il se fit chez lui une telle révolution, qu'il fut pris d'une syncope, et passa pour mort. On tenta plusieurs moyens pour le rappeler à la vie, mais inutilement. Au moment où les Médecins allaient en faire l'ouverture, pour rechercher la cause d'une mort si soudaine, il se leva et prit la fuite.

Boërhaave, dans ses préleçons sur les maladies des nerfs, cite plusieurs exemples des effets de la peur. Haller a vu des chiens, près d'être soumis à ses expériences, mourir de la peur.

Il est de la nature des maladies nerveuses de cesser aussi promtement qu'elles attaquent. L'atomie des fibres est, chez les personnes vaporeuses, une cause qui s'oppose à la crise qui s'observe dans d'autres maladies aiguës, et qui fait que la machine succombe, ne pouvant développer les mouvemens nécessaires pour s'opposer à l'action de quelque principe nuisible. Dans les maladies où toutes les fonctions sont subitement suspendues et aussi subitement rétablies, il y a une cause qui ne peut être qu'un dérangement de l'influence cérébrale ou de l'action du principe sensitif. Soit que nous attribuions la cause de ce dérangement à l'impression d'une substance âcre, avec Ettmuller et Whytt; à l'irritation des fibrilles nerveuses, avec Hygmor; à la distribution irrégulière du fluide nerveux (ataxie), avec Willis et Sydenham ; ou à des causes préexistantes dans l'ame , suivant Stahl; ou bien à un principe que van Helmont prétend tenir le milieu entre la matière et l'esprit ; pourrons-nous expliquer les phénomènes du mouvement , du sentiment , de l'influence de l'imagination dans les maladies, enfin les sympathies nerveuses ? Dirons-nous , avec Monro , Astruc, Whytt et bien d'autres, que la substance médullaire du cerveau est le siège des sympathies ? Dirons-nous , avec van Helmont , que le diaphragme est le centre des sensations et le siège du principe de la vie ?

Mais , pour revenir au sujet que nous traitons dans ce chapitre , je dis que la roideur n'est pas plus un signe non équivoque de la mort, que la mollesse et la flaccidité des muscles , la facilité de mouvoir les membres , ne sont des signes de la vie. Je n'ignore pas que, quand la mort est bien réelle , et la chaleur animale diminuée , le corps se met peu-à-peu à la température de l'air extérieur : ce qui exige plus

ou moins de tems, suivant la nature de la maladie dont l'animal périt. La roideur n'est pas
un phénomène que la mort offre constamment :
car ce spasme léger, ou cette espèce d'effort
convulsif de la nature, *in articulo mortis*, n'a
pas toujours lieu : cela paraît dépendre de l'état
du sang et des autres fluides. Chez les personnes mortes d'hydropisie, de leucophlegmatie,
de fièvres putrides, de la peste, chez les asphyxiés, les jointures conservent une certaine
souplesse, et même les cadavres ont encore une
certaine chaleur. Tout cela prouve que la roideur des membres est un signe fort équivoque
de la mort, surtout dans les maladies nerveuses,
comme la catalepsie, l'hystérie, etc.; et, en
assurant le contraire, on tomberait dans une
erreur qui a fait plus d'une victime.

Voici l'histoire d'un Religieux de l'ordre de
St François, rapportée par Mr Winslow, en
ces termes : *Testatur peritissimus Chirurgus
Parisiensis, D. Bernard, se adolescentulo,
unà cum patre pluribusque adstantibus, in
parochiâ Reol præsenti. Religiosum ordinis
Sancti Francisci, jàm à tertio vel quarto die
tumulatum, è sepulchro protractum fuisse
adhuc viventem et spirantem, manibus circà*

ligaturam commorsis , sed è vestigio penè ex-
tinctum ; imò , perscripta fuisse coràm judi-
cibus acta rei gestæ , cujus occasionem dede-
rat epistola amici monentis eumdem catalep-
ticis insultibus obnoxium fuisse.

Nous sommes dans l'impossibilité de pronony
cer sur-le-champ si la vie est éteinte , ou si la
mort est établie , d'autant que le pouls et la
respiration, qui sont les signes les moins équivoques de la vie, échappent souvent à nos sens ,
quoique leurs mouvemens n'aient réellement pas
cessé ; et leur cessation apparente est alors un
signe de la mort aussi équivoque que la roideur,
la pâleur du visage, l'insensibilité, le froid, etc.
Il est possible que la circulation du sang ne soit
pas apperçue dans telle partie, et soit évidente
dans telle autre : il est possible encore qu'elle
ait lieu , sans être perceptible à nos sens. C'est
aux extrémités que la pulsation des artères cessa
d'abord, ensuite aux cuisses, etc. ; et, quand
elle ne se fait plus sentir là, elle peut encore
continuer dans l'aorte. *Manent interdùm spi-*
ritus corporibus inclusi, sed motus occulti
sunt, devinctique sensus. adeò ut vivant-ne
ejus modi corpora non facilè intelligatur.

Si des hommes célèbres ont quelquefois erré

sur un article aussi important, ne devons-nous
pas nous attacher à apprécier les signes qui cons-
tatent la mort réelle? Qu'il est coupable ce
Médecin qui prononce légèrement dans des cas
de mort subite, et dans ces états qui offrent les
apparences d'une mort réelle! On se trompe
souvent dans notre art, et le plus heureux tombe
quelquefois dans l'erreur. Chaque jour présente
des exemples de l'insuffisance de nos moyens.
Dans les maladies aiguës, comme dans les chroniques, nos pronostics sont souvent faux : il
faut travailler, même en n'espérant rien ; et
souvent nous serons récompensés par des succès
inespérés.

Dans l'accès des maladies convulsives, quelquefois une partie seulement du corps, quelquefois le corps entier tombe dans l'état le plus
complet de rigidité. Les personnes ainsi attaquées semblent tenir quelque chose dans leurs
mains : elles paraissent ne rien voir de ce qui
se passe ; et, chez elles, la sensation et le mouvement semblent anéantis. Elles présentent toutes les apparences de la mort : elles ne respirent
plus ; on ne sent plus les battemens du cœur,
ni des artères, et cependant le principe vital
subsiste encore. Aussi avons-nous le témoignage

de

de M. Gouraigne, Professeur de l'Université de Montpellier, qui dit que « Les parties deviennent quelquefois roides, ou même tellement en convulsion, que les corps appliqués au dehors ou au dedans ne causent aucun mouvement : aussi les sensations s'abolissent-elles, et les malades sont-ils ensevelis dans le sommeil, ou, pour mieux dire, plongés dans un assoupissement si profond, qu'on les prend pour des apoplectiques. Que les Médecins prennent donc garde de s'y méprendre, comme il est arrivé à beaucoup d'entre eux. »

Entr'autres maladies, les affections vaporeuses, si souvent accompagnées de syncope, de perte de connaissance, d'insensibilité, méritent surtout notre attention. La suspension de l'influence nerveuse suffira pour amener une suspension des fonctions animales, ou le défaut de circulation des fluides ; et ces fonctions ne pourront se rétablir qu'après que l'obstacle aura été levé. Les personnes sujettes aux maladies nerveuses éprouvent quelquefois des syncopes, qui s'annoncent par des convulsions suivies de la roideur de tous les membres. Ces syncopes durent quelquefois plusieurs heures, et se dissipent souvent sans le secours de l'art : la circulation

reprend son cours, et, une fois l'influence nerveuse rétablie, les fonctions de l'économie animale s'exécutent comme à l'ordinaire.

L'histoire de Mme Hall, de Londres, nous
fournit un exemple de la rigidité des membres
dans les cas d'affections nerveuses. Cette personne
fût saisie, quelque tems après l'accouchement,
d'un tremblement et de convulsions générales. Elle
était sans respiration et sans pouls : elle devint
roide et froide ; enfin, on la crut morte. Mais
le Médecin, qui ne vit pas de signes évidens de
mort, défendit qu'on la sortît du lit, et il usa de
tous les moyens capables de la rappeler à la
vie. Il employa les vésicatoires, les ventouses
scarifiées entre les épaules, des linimens stimulans, des poudres sternutatoires, des potions
cordiales, etc. Le corps était si roide, que la
personne qui était chargée d'administrer ces remèdes demanda au Médecin si les morts avaient
besoin de son secours. On continua persévéramment l'emploi des moyens indiqués, et on
eut la satisfaction de voir que, dans la soirée du
deuxième jour, le corps se réchauffait un peu :
le matin suivant, on apperçut quelques signes
de respiration ; enfin, la malade sortit peu-à-
peu de cet état de mort apparente, et recouvra

la santé. Voilà certainement un exemple frappant d'une suspension de la vie pendant deux jours, avec roideur du corps.

CHAPITRE TROISIÈME.

L'insensibilité n'est pas un signe certain de la mort.

Plusieurs maladies nous offrent des exemples de la destruction totale ou partielle de la sensibilité. Pour que le corps soit susceptible de sentiment, il faut que les nerfs, qui sont le siège de la sensibilité, aient une communication libre avec le cerveau, et que le cerveau lui-même ne soit pas affecté par une cause morbifique. Si l'on coupe un nerf qui se distribue à une partie quelconque, cette partie devient insensible, perd son mouvement et tombe dans l'émaciation ; et, si, dans un cas pareil, la circulation du sang est interceptée, cette partie se réfroidit, et la gangrène survient.

Il suffit que la masse cérébrale, d'où les nerfs tirent leur origine, soit comprimée par le sang ou par une autre hnmeur , pour que le fluide nerveux cesse d'être distribué, ou ne le soit plus que d'une manière très-irrégulière. Dans les paralysies, les asphyxies, les apoplexies, le cerveau perd son énergie, et alors tous les phénomènes de mouvement et de sensibilité disparaissent. Il pourrait se faire que, dans quelques unes de ces affections, la cause principale ne résidât pas dans le cerveau ; car ce qui empêcherait que le *sensorium commune* ne reçût des impressions du dehors, serait également cause du défaut de sensibilité, ainsi que de la réaction irrégulière du cerveau sur le système nerveux. Une obstruction ou une compression suffirait pour produire l'insensibilité ; et c'est peut-être ce qui a lieu dans la syncope, où le sentiment et le mouvement, abolis d'abord, se rétablissent souvent spontanément, après l'emploi inutile de tout remède externe ou interne, quoique très-. souvent les frictions, les esprits volatils, les épispastiques, fassent revenir ces malades, qui n'offrent que des signes équivoques de leur existence. Combien de mélancholiques qui tombent dans la défaillance, qui sont sans mouvement, sans respiration, qui ne sentent ni les piqûres, ni le feu, ni les incisions, et qui, si l'on n'a pas la complaisance de les enterrer, ressusciteront d'eux-mêmes !

Des causes morales peuvent produire l'insensibilité, comme elles peuvent suspendre la circulation et la respiration. De violentes affections de l'ame, comme la peur, le chagrin, le plaisir, la colère, peuvent bouleverser la machine au point d'abolir la sensibilité. Chez les personnes sensibles et délicates, l'annonce d'un grand malheur peut suspendre sur-le-champ l'influence nerveuse et décider l'état d'insensibilité. Une cause morale moins active peut produire encore des effets très-marqués sur le physique, comme le défaut d'appétit, l'insomnie, la perte de la mémoire, une indifférence absolue pour tout ce intéressait auparavant.

La locomotion, la voix et les autres fonctions animales sont sous la dépendance immédiate de l'action cérébrale. Quand cette action cesse, ou est irrégulière, ces fonctions cessent ou s'exécutent mal. Si le principe de la contractilité et de la sensation réside dans le *sensorium commune*, il ne faut qu'un dérangement du cerveau pour donner lieu à l'insensibilité la plus complète, et cela peut arriver sans que le cœur et les organes de la respiration soient beaucoup affectés, parce que les communications entre le cœur et le cerveau ne sont pas sous la dépendance de la *volition*. Aussi est-il curieux d'observer l'anéantissement subit des facultés animales, dans les maladies fortes et aiguës et les asphyxies : l'extinction de la sensibilité est soudaine, quoique les muscles soient encore susceptibles de contraction, et que la circulation se fasse encore un peu. C'est un fait reconnu que chaque partie de notre corps a son stimulus particulier. L'application du cautère actuel a fait revenir de leur assoupissement des apoplectiques qui avaient été insensibles à d'autres moyens presque aussi énergiques : ce que l'on a encore remarqué chez des femmes hystériques. L'inflammation des ligamens, des capsules articulaires, cause une douleur très-vive, tandis que l'incision de ces parties ne fait presque pas souffrir. Les vaisseaux lymphatiques, dans l'état naturel, ne sont pas sensibles ; mais ils le deviennent à un point excessif, lorsqu'ils admettent la partie rouge du sang. Frappé par une cause très-délétère, le *senso ium commune* ne peut pas transmettre ses impressions, comme dans les asphyxies. Il en est de même, s'il est excité trop puissamment, comme dans l'épilepsie : tant la maladie peut changer l'excitabilité du cerveau. La peau ne pourrait-elle pas absorber certains miasmes capables de suffoquer, pour ainsi dire, le cerveau? Le froid, en diminuant l'action nerveuse, diminue aussi la sensibilité, et, s'il est considérable, il l'anéantit totalement. L'insensibilité ne doit donc jamais paraître un phénomène si extraordinaire. A la vérité, il y a lieu de s'étonner que le tremblement des cordons pulpeux ne soit pas interrompu plus souvent, et que la rapidité avec laquelle le mouvement et le sentiment s'exécutent, n'éprouve pas plus d'obstacles. Le jeu des nerfs et leur connexion avec le cerveau excitent notre étonnement : on voit qu'un rien peut déranger une structure aussi admirable ; et cependant on ne voit pas de fréquens exemples de cette perte de l'harmonie de l'impression. Lorsque l'énergie des nerfs diminue, on voit bientôt s'affaiblir le mouvement et le sentiment, soit d'une partie du corps, soit du corps entier, suivant la manière dont le *sensorium* est affecté, comme dans les syncopes causées par la diminution de la circulation, et conséquemment par le défaut de stimulus du cerveau.

Quoique le corps, pendant l'accès de catalepsie, soit insensible, nous avons déjà dit que l'ouïe subsiste ; et même ce sens n'est pas le seul qui puisse exercer ses fonctions, dans cette singulière maladie. Le Docteur Lubboch, de Norwich en Angleterre, a donné, dans le journal de Médecine de 1802, un exemple frappant de conception des idées et du pouvoir de la volition, en faisant écrire, par un cataleptique, pendant l'accès de sa maladie, ce que sa faculté pensante avait composé. Un jeune homme, dit-il, fut pris de la catalepsie, au moment où il tenait la plume pour écrire à son père. Il faisait, avec les doigts, la main et le bras, les mouvemens que l'on fait en écrivant. On lui donna du papier, et on lui fit tenir une plume, avec laquelle il écrivit deux ou trois lignes, qui avaient du sens. Il écrivait qu'il espérait bientôt recouvrer la santé. On montra ces lignes au Docteur Lubboch, qui, fort étonné de cela, courut chez le malade, et s'assura par lui-même de la vérité du fait ; car ce cataleptique écrivit encore deux ou trois lignes en sa présence. Ce Médecin eut le bonheur de guérir ce jeune homme avec le kina et la valériane. Il paraît que, dans un cas de cette nature, le cerveau ne peut continuer ses fonctions, et que le sentiment et le mouvement cessent bientôt, comme partout ailleurs;

les idées qui ont lieu au moment de l'attaque
restent, et le cerveau conserve encore assez de
force pour faire exécuter la volonté ; mais peut-
être est-il incapable de rassembler d'autres impressions, comme l'histoire de ce jeune homme
le prouve.

Cette observation fait voir que les nerfs
peuvent être engourdis à un tel point, que les
signes de la vie peuvent être comme anéantis
pendant quelques jours, et qu'aussi-tôt que l'accès
cessera, soit par des remèdes stimulans, comme
les vésicatoires, les frictions fortes, les piqûres,
l'application du fer rouge, les lavemens irritans,
la commotion électrique, les secousses violentes,
l'introduction d'esprits volatils dans les narines,
etc., soit par un effet de la nature, qui dompte
spontanément la cause morbifique ; alors le sentiment, le mouvement et tous les phénomènes
de l'énergie cérébrale se rétabliront peu-à-peu :
la circulation et la respiration, qui avaient été
suspendues pendant ces longs accès de maux de
nerfs, deviendront perceptibles, et le pouls se
fera sentir dans l'artère radiale. Qu'on ne dise
donc plus que le défaut de sensibilité est un signe
indubitable de la mort.

« En effet, dit Bruhier, on peut souffrir des

» incisions cruciales de toute l'étendue du bas-
» ventre, sans donner des signes de vie. Il y a
» plus : on peut encore, sans donner aucun signe
» de sensibilité, souffrir l'incision des tégumens
» et des muscles qui couvrent la poitrine, celle
» des cartilages des côtes, des muscles intercos-
» taux et de la plèvre, membrane des plus sen-
» sibles, qui tapisse l'intérieur de la poitrine ;
» enfin la fracture des côtes, nécessaire pour
» mettre le cœur à découvert. Que le praticien
» évite donc de faire, sur un corps dont la mort
» est incertaine, des expériences qui rendraient
» impossible le retour à la vie. » Le célèbre
Anatomiste Vésale est tombé dans ce malheur.

Le Médecin, avant de prononcer que la mort
a lieu, doit faire attention à la nature et à la
marche de la maladie qui a précédé la mort ;
et, si c'est une maladie comateuse, une épilepsie, une hystérie, ou toute autre maladie
nerveuse, qui a tué d'une manière soudaine,
il est prudent d'attendre trois ou quatre jours,
avant d'ordonner l'inhumation. Il faut, au sur-
plus, veiller le corps, employer tous les moyens
capables de rappeler la sensibilité, défendre
tout procédé qui pourrait gêner la circulation
et la respiration : il faut agir alors comme si

l'on était assuré de l'existence de l'individu ; enfin n'abandonner le corps que lorsque les signes non équivoques de la mort se déclarent. Il n'en est pas ainsi, lorsque le malade périt d'une fièvre maligne et violente, lorsque la vie diminue graduellement, et que son extinction est manifestée par tous les symptômes qui annoncent une mort réelle, tels que : une respiration courte et laborieuse, avec râlement ; un abattement complet des forces ; la suppression des sécrétions ; un vomissement de matières noires ; des évacuations fétides ; la chaleur sèche de la peau ; un pouls petit, intermittent, faible et irrégulier ; la position constante sur le dos ; le coma, le délire ; le froid des extrêmités ; l'anxiété ; des sueurs froides, des convulsions ; une sensibilité extrême, ou, au contraire, l'insensibilité ; une langue sèche, noire, comme rôtie ; l'haleine froide, le grincement des dents ; des syncopes vers la fin des maladies fébriles ; une cessation subite de douleurs violentes ; des urines crues ou puantes ; des taches livides sur la peau ; la perte de la mémoire, de la vue, de l'ouïe, ou bien une augmentation extraordinaire de ces facultés, etc. etc. La succession régulière de la plupart de ces signes nous fera porter un jugement exact sur l'état réel de l'individu, et nous mettra à même de prononcer. Il faut, pour cela, le concours de plusieurs signes, et surtout la présence du signe que je regarde comme étant le seul caractéristique de la mort, et dont je traiterai en son lieu.

CHAPITRE QUATRIÈME.

Le défaut de battement du cœur et de pulsation des artères n'est point un signe infaillible de mort.

LE cœur, par son mouvement de systole, projette le sang dans les artères, et la pulsation d'une artère est isochrone avec la contraction du cœur. C'est communément au carpe ou à la partie inférieure et interne de l'avant-bras, que l'on tâte le pouls, parce qu'une partie de l'artère radiale est située là, entre la peau et l'extrémité inférieure du rayon. Cependant, il y a d'autres artères, d'un calibre considérable, où l'on pourrait explorer le pouls avec plus d'avantage, comme les artères iliaques, axillaires, carotides et souclavières, qui donnent des vibrations plus fortes, et qui se font sentir lorsque la pulsation de l'artère radiale est presque imperceptible. Quand la systole du cœur est énergique, le pouls se fait toujours sentir dans les extrêmités ; mais, lorsqu'elle est très-faible, il n'y a plus alors que les grosses artères qui battent. Or, l'artère radiale étant éloignée du centre du mouvement, cessera, dans bien des cas, ses pulsations, quand l'aorte et le cœur continueront de battre : la force de pulsation des artères est en raison directe de la raison composée de la grandeur de leurs calibres, de la densité de leurs tuniques, et de leur proximité du cœur. Ainsi, la force de pulsation de l'artère aorte sera beaucoup plus grande que celle de l'artère radiale ou de l'artère temporale ; et l'on aurait tort de conclure que l'artère aorte, par exemple, a cessé ses pulsations, parce que le pouls ne se ferait plus sentir dans les artères radiale ou temporale.

On a souvent remarqué, dans les maladies, que le pouls remontait. Ce phénomène indique la faiblesse de la contraction du cœur, et le pouls remonte d'autant plus que le battement du

cœur diminue de force. Il faut alors chercher le
pouls dans des parties plus voisines du cœur,
parce que cet organe ne projette plus le sang
dans le systême des artères avec autant de force,
ni conséquemment aussi loin : donc les pulsations
ne se font plus sentir dans les artères fort éloignées du cœur, et il semble qu'elles se rappro-
chent d'autant plus de ce moteur, que sa force
diminue. Aussi, à l'approche de la mort, la
cessation de pulsation de l'artère radiale est précédée d'une sorte de tremblement ou de frémissement, quoique le pouls ait encore lieu dans
les grosses artères. Ce phénomène a lieu dans
la syncope, qui est un état fort approchant de
la mort, et il mérite d'autant plus d'attention,
qu'il s'observe aussi dans d'autres maladies,
telles que l'hystérie, la léthargie et plusieurs affections du genre nerveux. Ainsi, il ne faut jamais trop se fier au pouls. La circulation s'arrête donc souvent dans les vaisseaux que nous
tâtons ordinairement pour nous donner une idée
de l'énergie du cœur. Peut-être s'arrête-t-elle
dans les gros vaisseaux ; mais elle peut encore
s'y rétablir, comme l'expérience le prouve. Dans
les cas ordinaires, le pouls se fait sentir dans
l'artère souclavière, quand l'artère radiale ne

bât plus. Il faut avouer cependant que ce défaut de battement de l'artère radiale est un très-mauvais signe, dans une infinité de cas, et qu'il dénote un affaiblissement très-considérable des forces vitales. Il faut prendre garde aussi, en tâtant le pouls, qu'une compression trop forte ne suffoque, pour ainsi dire, l'artère, comme cela pourrait avoir lieu dans les cas d'une grande débilité du système et dans certaines fièvres ataxiques. En tout cas, il est toujours prudent, quand on ne sent plus de pulsations de l'artère radiale, de chercher le pouls aux tempes, aux aisselles, aux aînes, au col, ou même à la région du cœur. J'avoue pourtant que le pouls ne se fera pas même sentir dans les endroits que je viens d'indiquer, dans les cas de syncope violente ; alors il n'y a plus même d'indices de respiration et de circulation : malgré cela, on aurait tort de décider que la mort est établie. Le principe du mouvement et du sentiment peut exister : il est capable de rallumer la flamme vitale prête à s'éteindre. Lorsque le sang ne passe pas librement dans les poumons, le cœur n'est pas stimulé suffisamment ; par conséquent ses mouvemens sont très-faibles, et la pulsation des artères devient presqu'imperceptible : peu-à-peu la circulation se ralentit, ensuite elle est suspendue ; mais la force innée du cœur se ranime : on peut même la faire renaître chez des animaux qui sont réellement morts, comme plusieurs expériences le prouvent. La suspension des mouvemens du cœur peut donc avoir lieu dans le corps humain. L'homme intérieur, comme dit Sydenham, peut agir quand l'homme extérieur n'existe plus. La circulation et la respiration sont, il est vrai, les signes les plus certains de la vie ; mais le principe de notre existence peut rester comme caché, lors même que ces signes manquent. Un degré considérable de froid enchaîne les mouvemens des fluides dans les vaisseaux de la surface du corps et des extrêmités ; mais ces mouvemens peuvent se rétablir, à l'aide d'une chaleur prudemment graduée.

Certaines substances qui ont été reçues dans le corps, par la voie des poumons ; qui ont anéanti l'action cérébrale ou décomposé le sang, peuvent causer la cessation des mouvemens des artères, pendant plusieurs heures, ou les suspendre de manière que la pulsation ne puisse être sentie par le tact le plus fin et le plus exercé, comme cela a lieu chez les asphyxiés par un gaz méphitique.

On

On voit, par les ouvertures des corps des personnes mortes subitement, que le sang est refoulé vers le cœur. En effet, les plus gros vaisseaux sont constamment engorgés : circonstance qui fait que le cœur est surchargé de sang; ce qui occasionne un affaissement général des fibres. Cette atonie des fibres devient générale, et suffit pour faire remonter le pouls et cesser les pulsations dans les grandes artères. Aussi l'oreillette droite perdant sa force, les poumons ne sont pas remplis de sang; au contraire, ils n'en reçoivent que très-peu, et la circulation devient fort lente, pendant quelque tems. La respiration s'affaiblit en même tems que la circulation, et dans la même proportion. Malgré cela, la circulation se fait encore dans le centre, et les organes essentiels à la vie ne tombent pas en putréfaction. Y a-t-il donc lieu de s'étonner que la vie ne s'éteigne pas, quand les parties extérieures cessent d'en donner des signes? Voici ce que dit notre immortel Harvey, en parlant des animaux qui vivent plusieurs mois dans un état d'engourdissement et de sommeil : « Il y a des animaux à » sang chaud, qui vivent long-tems sans pouls : » quelques uns demeurent cachés sous terre

6

» pendant tout l'hiver, et ils vivent, quoique
» leur respiration s'arrête, quoique leur cœur
» soit sans mouvement. »

Quoique nous ayions dit que la circulation avait lieu dans plusieurs circonstances, il ne faut pas conclure de-là qu'elle n'est pas quelquefois suspendue tout-à-fait. On ne peut trop se méfier des apparences de la mort ; et, quelque raison que nous ayions de croire que l'action du cœur est arrêtée, nous ne devons pas, pour cela, renoncer à nos procédés. Des expériences prouvent que l'on peut rappeler les mouvemens du cœur, ainsi que la sensibilité nerveuse, lorsqu'elle parait abolie. Que les mouvemens du cœur reviennent spontanément, ou soient rappelés par divers excitans, il se passera plusieurs heures entre le moment de la suspension et celui du renouvellement en question. Ce que j'avance ici est bien prouvé par les syncopes, les affections nerveuses et, mieux encore, par l'asphyxie causée par le froid, où l'animal s'éteint, pour ainsi dire, graduellement, jusqu'à ce que les phénomènes les plus frappans de la vie ne s'observent plus. Mais ici nos sens nous trompent. A la vérité, le principe de la vie est un instant éclipsé, mais il n'est pas éteint. Un asphyxié par le froid peut bien passer pour mort ; mais, si le bonhenr veut qu'il soit placé à des degrés de chaleur convenables, on le verra bientôt revenir à lui-même, au grand étonnement de tout le monde. La vie des animaux et des insectes qui dorment tout l'hiver, et dont les fluides sont glacés dans cette saison, ne peut être comparée à notre économie vitale, qui change et se renouvelle sans cesse. La nature est admirable dans la variété de ses opérations ; et ses lois miraculeuses doivent nous frapper d'étonnement. Un grand froid cause une pente irrésistible au sommeil ; et ce sommeil est l'avant-coureur de la mort. Il est causé par le refroidissement de la surface du corps, qui condense les fluides, les refoule à l'intérieur, et peut-être vers le cerveau. Or, les vaisseaux de cet organe étant engorgés, il s'ensuit une compression de la moelle cérébrale ; et cette compression suffit pour amener le sommeil, la léthargie et la mort. On a vu des armées entières périr par le froid.

Toute espèce de mort subite n'a pas pour cause la cessation de la circulation du sang. La cause délétère peut attaquer les poumons, le cerveau ou le cœur ; mais les opérations de ces trois principaux viscères sont tellement liées, et

tellement dépendantes les unes des autres, que
la vie ne se termine que lorsque leurs fonctions
sont anéanties. Cependant, la vie animale, qui
est sous la dépendance du cerveau, peut cesser
entièrement, avant que le cœur cesse d'agir. Des
substances délétères, introduites dans le sang,
affecteront subitement le cerveau, dont l'action
finira bientôt après, quoique le cœur, nonobs-
tant l'influence anéantie de l'action cérébrale,
continue de se contracter. Le cœur, il est vrai,
serait agité par les mêmes substances, mais cela
ne l'empêcherait pas de continuer ses fonctions, quoique des convulsions précédassent la
cessation des fonctions cérébrales.

Mais le défaut de stimulus du cerveau se fait
connaître par d'autres phénomènes, comme on
le voit dans de grandes hémorrhagies et d'abondantes évacuations, suivies de syncopes ; et alors
la cessation de la pulsation des artères est un
des premiers signes de la mort approchante. Il
est vrai que ces mêmes phénomènes diffèrent
dans les animaux à sang froid, comme dans ceux
à sang chaud. On peut, dans les premiers, enlever le cœur, sans que la vie animale paraisse
en souffrir ; car animal continuera à sentir et à
se mouvoir. Il n'en est pas ainsi chez les animaux

à sang chaud : si vous leur ôtez le cœur, vous les privez de la vie organique, et la vie animale ne tarde pas à s'éteindre. Lorsque le cœur cesse de battre, la vie organique et la vie animale sont anéanties toutes deux à la fois ; car l'influence cérébrale, qui est soutenue par le stimulus du sang, étant une fois anéantie, l'animal meurt pour tout ce qui l'entoure : peu de tems après, la respiration cesse. Il est prouvé, par les observations médicinales, que la cause de la mort subite est placée, tantôt dans le cœur, tantôt dans le cerveau, et quelquefois dans les poumons. Lorsqu'un de ces grands organes est attaqué d'une maladie grave, les fonctions des autres vont en diminuant peu-à-peu. Le défaut de stimulus naturel du cœur cause la cessation du mouvement, la défaillance, la mort. Il y a peut-être beaucoup de rapport entre les morts occasionnées par les blessures du cœur et celles produites par de grandes évacuations, au moins pour ce qui concerne le changement graduel des organes. Dans l'un, la mort est réelle, et, dans l'autre, elle n'est qu'apparente. La syncope offre des preuves là-dessus, où le cœur cesse d'agir par une espèce de sympathie. Si le cœur est comprimé par d'autres substances externes, ou si son excitant est interrompu dans son cours, les affections devraient être fréquentes et de plus en plus fortes, selon le degré de force de ce qui interrompt son action. C'est dans les cas de cette espèce, que le battement des artères se termine bien vîte, et que l'absence du pouls indique les approches de la mort : c'est alors que la vie s'éteint d'abord dans le cœur, et que les autres organes nobles suivent et ne précèdent pas l'extinction du principe vital. Aussi les apparences des organes après la mort sont bien différentes dans les asphyxiés, dans ceux qui périssent par la compression du cerveau et l'interruption soudaine du passage du sang au cœur. Les poumons, dans un cas, sont chargés de sang, et, dans un autre, ils n'en contiennent pas du tout. Le genre de mort dont périt l'animal présente encore une grande différence dans le cœur. Dans l'espèce dont nous avons parlé, le pouls cesse subitement, et le cerveau discontinue d'agir par la même cause, c'est-à-dire, par le défaut de stimulus. Au contraire, dans les asphyxies, les battemens du cœur cessent graduellement. Lorsque le cœur suspend ses mouvemens, comme dans les syncopes, il est susceptible de les reprendre, quoique la mort paraisse avoir lieu. Donc l'absence du pouls n'est pas toujours si effrayante, et ne devrait nullement nous faire croire que la mort est une conséquence inévitable de sa suspension. Le corps, chez les asphyxiés, se décompose, pour ainsi dire, et, lorsque toutes les parties ont subi ce changement, la mort se déclare. On sent donc la nécessité de rendre au sang le principe vivifiant qu'il reçoit de l'air, principe capable de renouveler l'énergie abattue des solides.

Ce n'est pas dans les gros vaisseaux que le changement fatal a lieu : c'est dans les plus petites ramifications du système des vaisseaux capillaires, que chaque molécule prend une nouvelle vigueur, ou contracte un vice incurable. Oui, c'est dans les parties les plus délicates, que les opérations les plus étonnantes de la nature se font ; et c'est en conséquence de la difficulté de parvenir à changer un vice éloigné de la circulation, que nos efforts pour rappeler à la vie les asphyxiés sont souvent sans succès. Ce n'est pas dans les gros vaisseaux que la mort s'établit d'abord. Lorsque le méphitisme est violent, la mort est subite, et probablement causée par l'action directe du gaz pernicieux sur le cerveau ; mais, quand le méphitisme n'agit que

par gradations, comme la vapeur du charbon,
par exemple, dans ce cas, la mort s'établit lentement. Il ne se fait pas alors de changement
salutaire dans les poumons : les vaisseaux s'affaiblissent, la circulation s'interrompt, et les
membranes qui tapissent les cellules aériennes,
n'ayant pas d'excitans, à raison du défaut d'air,
les fonctions des poumons se font imparfaitement
et finalement cessent. S'il y a quelque principe
délétère dans la cause asphyxiante. ses effets sur
la contractilité des membranes varient, selon la
nature du fluide et la quantité d'air respirable
qui y est mêlé. Lorsque la cause morbifique est
forte, le cœur et le cerveau sont frappés à la
fois ; mais celui-ci, étant plus susceptible de leur
influence, meurt le premier. Quand la cause
morbifique agit sur le cœur, il y a moins d'espoir, que lorsque le cerveau ou les poumons
suspendent leur action. Les phénomènes qu'on
observe dans plusieurs maladies prouvent que
l'on ne peut pas rétablir aussi aisément les fonctions du cœur, que celles du cerveau.

On peut conclure, de tout ce qui a été dit
dans ce chapitre, que les mouvemens du cœur
et des artères étant très-souvent suspendus, dans
bien des maladies, la suspension ou même la

cessation de ces mouvemens pendant plusieurs heures, et même quelques jours, ne prouvent pas que la vie soit éteinte.

CHAPITRE CINQUIÈME.

La sortie spontanée des matières fécales n'est point un indice certain de la mort.

ON a prétendu que l'irritabilité des muscles, et particulièrement celle des sphincters, était un signe carastéristique de la vie; et l'on a soutenu en conséquence que la vie subsistait, ou que la mort n'était qu'apparente, toutes les fois que le sphincter de l'anus était contracté.

Les Turcs ont coutume de faire l'examen de cette partie. S'ils la trouvent resserrée, ils croient que la personne n'est morte qu'en apparence, et ils emploient tous les moyens capables de la rappeler à la vie. S'ils la trouvent relâchée, ils en concluent que la mort est décidément établie. Alors ils parfument le corps d'essences précieuses, le revêtent d'un riche habillement, et disposent tout pour la cérémonie des funérailles.

Cet indice, tiré de l'état du sphincter de l'a-
nus, est extrêmement trompeur. Ne voit-on pas
fréquemment, dans les diarrhées, dans les dyssenteries, dans les maladies nerveuses, où le
mouvement péristaltique des intestins est considérablement augmenté et se fait, pour ainsi dire,
d'une manière convulsive ; ne voit-on pas, dis-
je, que les matières fécales sont poussées au dehors, quelqu'effort que l'on fasse pour les retenir, et malgré que le sphincter conserve toute
sa faculté contractile ? Le même effet ne s'ob-
serve-t-il pas encore, quand il est frappé de
paralysie ? D'un autre côté, n'a-t-on pas observé bien des fois, dans la mort réelle, que les
excrémens étaient retenus parce que le sphincter
avait conservé sa contractilité ? Ce muscle, d'ailleurs, ainsi que tous les autres muscles du corps,
peut souffrir une diminution de force tonique
telle que son irritabilité n'aura pas lieu, parce
qu'il partage alors l'affaissement général de la
machine ; et cependant il pourra encore recouvrer sa contractilité naturelle. Donc la sortie
spontanée des excrémens n'est pas plus un indice
de la mort que de la vie. A la vérité, certaines
parties conservent plus long-tems que d'autres
les principes de la vie, et les sphincters sont de

la classe des premières, ainsi que le canal in-
testinal. On a tâché de prouver par des expériences que la mort n'est pas douteuse, lorsque
l'on peut faire passer de l'air, de la bouche au
fondement : cela pourrait nous donner un indice
assez certain de la mort. Je serais, en effet,
disposé à croire que, dans ce cas, l'irritabilité
est presque éteinte ; mais je n'ai pas encore fait
assez d'observations pour prononcer affirmativement sur cela : car, si les sphincters intérieurs
étaient paralysés, l'expérience réussirait, quoique la vie ne fût das éteinte : elle manquerait,
si les voies alimentaires étaient obstruées par une
matière glaireuse. Quoiqu'il en soit, les intestins
étant éminemment irritables, il convient, dans
tous les cas de mort apparente, de les stimuler
par des injections appropriées ; mais nous aurons
occasion de parler de cela dans la suite de cet
ouvrage.

CHAPITRE SIXIÈME.

Il n'y a pas d'indice d'une mort réelle dans l'affaissement de la cornée transparente et le défaut d'éclat des yeux.

LES yeux sont les organes du corps qui offrent le plus de variétés dans leurs apparences, soit dans l'état de santé et de maladie, soit dans la mort apparente ou réelle. Il y a des cadavres dont les yeux ont plus d'éclat que ceux des personnes vivantes. Dans les apoplexies, les asphyxies par méphitisme, la cornée, dite transparente, conserve toute sa pellucidité ; tandis qu'il y a des personnes chez qui cette membrane est constamment trouble, par l'effet de quelques maladies, par exemple, une ophthalmie chronique. Cette espèce de pellicule, qui ressemble à une toile d'araignée, ou cette membrane glaireuse qui se forme sur les yeux des cadavres et qui les rend ternes, s'observe également dans bien des cas de maladies, soit aiguës, soit chroniques. D'où nous concluons que le défaut d'éclat des yeux, occasionné par l'opacité de la cornée, ou par une membrane glaireuse qui la couvre, n'est jamais un signe de mort.

Les yeux nous offrent, dans l'état de maladie, d'excellens signes, qui peuvent servir à établir un prognostic certain. L'œil, appelé avec raison le miroir de l'ame, peint les douleurs comme les plaisirs : il nous fait voir ce qui se passe dans l'intérieur de l'animal. Lorsqu'une maladie violente attaque le corps, et que celui-ci est menacé d'une dissolution prochaine, les yeux, qui étaient brillans et qui remplissaient les orbites, perdent leur éclat, semblent se rapetisser, et s'enfoncer ; les cornées perdent leur transparence, parce que l'humeur ténue qu'elles séparaient, et qui sert à lubréfier et à humecter la surface de l'œil, s'épaissit et devient glaireuse. D'autres fois, les yeux paraissent gonflés et sont comme poussés hors des orbites : souvent le malade se plaint d'une faiblesse extrême de la vue ; ou bien les yeux acquièrent une excessive sensibilité, au point de ne pouvoir supporter l'impression de la lumière la plus faible. Tous ces différens états de l'œil dénotent la position du malade et méritent d'être appréciés par le Médecin. J'ai observé, par exemple, que ceux qui ont souffert des douleurs de tête opiniâtres ont les yeux fort ternes. J'ai vu aussi, chez un Anglais attaqué d'une hémiplégie, que les yeux, quelques jours avant la mort, étaient affaissés, enfoncés et couverts de cette pellicule dont j'ai parlé plus haut. Quant à l'affaissement de la cornée, qui accompagne toujours la mollesse de l'œil, on pourrait en citer des exemples tirés de plusieurs cas de maladies ; par exemple, à la suite d'une commotion forte du cerveau, les nerfs peuvent être tellement lésés que ces organes perdent leur ton et deviennent mous ; et alors la cornée transparente doit nécessairement s'affaisser. Lorque, dans un cadavre, l'œil devient mol, flasque, et qu'il en découle une humeur corrompue, il est évident que la mort est bien décidée, puisqu'un tel état de l'œil est l'effet de la putréfaction.

L'immobilité de la pupille n'est pas non plus un signe de la mort, puisqu'elle a lieu dans l'amaurose ou goutte serène, dans l'asphyxie, la catalepsie, certaines affections vaporeuses, etc.

Puis donc que l'œil d'une personne morte ressemble souvent à celui d'une personne vivante, on n'en peut déduire aucune conséquence certaine, soit pour l'état de vie, soit pour l'état

de mort. L'œil nous trompera toujours, à moins
qu'une décomposition ne se manifeste dans ses
tuniques et dans les humeurs qu'elles renferment.

CHAPITRE SEPTIÈME.

*La froideur du corps n'est point un signe
certain de la mort.*

La chaleur animale peut diminuer excessive-
ment, et même au point de faire place à un
froid réel. Lorsque la déperdition du calorique
est grande, le pouvoir sédatif du froid est tel
qu'il anéantit l'action organique de toutes les
parties qui ont ressenti son impression. Il agit
d'abord sur la peau et les poumons, dont il
crispe les vaisseaux capillaires : la respiration
devient gênée, puis elle est suspendue : les parties les plus éloignées du centre, comme les
pieds, les mains, le bout du nez, les oreilles,
se gèlent réellement, lorsque le froid de l'air
est très-rigoureux : suit une pente irrésistible
au sommeil, causée probablement par le réfroidissement du cerveau, dont l'influence nerveuse

est suspendue ou arrêtée : à ce sommeil succède la mort. On a, comme je l'ai déjà dit, des exemples d'armées entières qui ont péri par le froid. L'histoire nous apprend combien d'hommes il a enlevés, lors de la retraite des dix mille, commandés par Xénophon.

Mais, quoique l'action sédative d'un froid très-rigoureux soit capable d'anéantir la vie, nous pourrions néanmoins citer plusieurs observations qui prouvent que la froideur du corps, accompagnée de plusieurs signes de mort, comme la roideur, l'insensibilité, le défaut de respiration, etc., ne prouve pas que la vie soit éteinte. On a vu des personnes ensevelies sous la neige, pendant plusieurs jours, et mortes en apparence, être rappelées à la vie, au moyen de l'application de la chaleur prudemment graduée.

A la vérité, les personnes qui sont restées asphyxiées par le froid, pendant un laps de tems aussi long, et que l'on a eu le bonheur de sauver, ont communément les orteils, les pieds ou les mains sphacelés, et il devient souvent nécessaire de faire l'amputation de ces parties, qui sont véritablement mortes.

Il y a quelque tems qu'en Angleterre, une nourrice

nourrice fut enterrée sous la neige : elle n'en fut tirée qu'au bout du neuvième jour. Elle raconta qu'elle avait fait beaucoup d'efforts pour se dégager ; qu'elle n'avait pas perdu l'usage de ses facultés intellectuelles, mais qu'elle sommeillait constamment ; qu'elle pensait toujours à son nourrisson qu'elle avait laissé au logis. On a cru que le lait sécrété dans les mammelles, ayant été resorbé dans la masse du sang, avait suffi pour nourrir cette femme. Elle périt à la suite d'un sphacèle des pieds.

Nous sommes capables de subsister long-tems sans prendre de nourriture, et de soutenir un degré extrême de froid, sans perdre la vie. Un asphyxié par submersion sera froid comme marbre. Il en sera de même du corps d'une personne que l'on croit morte à la suite d'une suffocation de matrice, d'une maladie nerveuse quelconque, surtout si, après cet état de mort apparente, le corps est mis sur une paillasse, dans un cercueil, exposé à l'air froid d'une chambre, tous moyens fort capables d'éteindre le peu de chaleur qui reste, ainsi que nous ne nous lasserons pas de le répéter. L'homme est pourvu d'une grande vitalité, qui le rend capable de supporter des degrés de chaleur et de froid excessifs. Il n'en est pas de même chez plusieurs animaux, comme les hirondelles, les loirs, les marmottes, qui, à des époques fixes, s'engourdissent, se réfroidissent et tombent dans un sommeil profond. Les forces vitales étant très-énergiques dans l'homme, il n'éprouve pas la suspension des facultés de la vie, à moins que ce ne soit par des causes accidentelles : lorsqu'il est dans un état de mort apparente, il n'est dépourvu de sentiment et de chaleur, qu'après avoir subi l'action de quelque cause violente et très-nuisible. Certains animaux sont donc asphyxiés, pour ainsi dire, pendant plusieurs mois. Cet état d'asphyxie leur est naturel : il est essentiel à leur conservation. Je trouve à propos d'insister sur ce phénomène extraordinaire, parce qu'il sert à nous montrer que le principe de vie reste latent, mais subsiste lorsque la chaleur de l'animal paraît éteinte. La chaleur soutient l'activité du principe vital : le froid la diminue, la suspend, mais ne la détruit pas toujours.

Lorsque la circulation diminue et que le froid crispe les vaisseaux capillaires des bronches, il ne passe plus dans le sang une assez grande quantité d'oxygène pour entretenir la chaleur animale. Cette chaleur diminue de plus en plus, parce que le calorique est absorbé par le milieu environnant : le corps se mettra donc à la température de ce milieu, qui est froid. L'action des poumons venant à cesser, et leur chaleur diminuant, il est clair que le corps participera au degré de froid dont il est frappé à l'extérieur ; mais, dans bien des cas, il y aurait de l'inconvénient à croire que la flamme vitale serait éteinte au point de ne pouvoir plus se rallumer, attendu qu'il est très-difficile de savoir au juste si l'extinction de la chaleur est complète.

Ainsi, la froideur du corps est un signe aussi douteux de la mort, que la roideur des membres, l'insensibilité, etc.

CHAPITRE HUITIÈME.

La pâleur ou la lividité du visage sont des signes douteux de la mort.

LE visage est un protée qui varie ses formes à l'infini. Les affections douces ou violentes de l'ame se peignent sur la physionomie : cependant elle peut nous en imposer sur le caractère des personnes, comme elle peut nous induire en erreur dans l'état de maladie. C'est ici le cas de rappeler ce qu'a dit un poëte : *Fronti nulla fides.* Je ne dois entrer ici dans aucun détail sur la science physionomique, en tant qu'elle est relative à l'état de santé : je me bornerai donc à exposer les différences que la face présente dans certaines passions ; ensuite je traiterai de ses diverses apparences chez les personnes malades ou privées de la vie.

Dans l'état de santé parfaite, lequel est toujours accompagné de l'*alacrité* et de la tranquillité de l'ame, on voit une agréable sérénité répandue sur le visage : le front, les yeux, les sourcils, la bouche, tous les traits annoncent un air de contentement qui offre le tableau le plus ravissant que l'on puisse voir : on admire cette harmonie charmante qui existe entre le moral et le physique. Quelle différence entre ce tableau et le spectacle que présente un homme emporté, colère ou agité d'une passion furieuse ; ou même un homme qui, par le calme apparent, mais affecté, de sa physionomie, tâche de dissimuler une passion violente qui le dévore ! Dans ce dernier cas, l'observateur philosophe appercevra facilement le trouble de l'ame à travers le voile trompeur de la physionomie. Mais la mélancolie, la colère, etc., ont chacune leur expression caractéristique et physique dans les yeux, les traits, au point que personne ne s'y méprend. Remplaçons ce spectacle désagréable par celui d'un miroir qui peut être vraiement regardé comme resplendissant : c'est celui d'un teint vermeil qui embellit une demoiselle qui se prête avec plaisir à la conversation amoureuse d'un jeune homme destiné à devenir son époux ; mais cette jeune beauté offrira un tout autre tableau, au récit des nouvelles qui lui annonceront les peines et les malheurs de son amant : les joues, qui étaient le thrône de l'amour et de la beauté, le siège des ris et des graces, perdront alors leur coloris délicieux ; les roses s'évanouiront et feront place, non pas à la fraîcheur, mais à la blancheur des lys.

Passons actuellement aux altérations de couleur que le visage subit dans l'état de maladie ou de mort apparente.

Souvent le Médecin est la dupe du calme de la figure, et il croit alors que le malade n'est pas si mal qu'il l'est effectivement. En général, aux approches de la mort, la figure devient hideuse, cadavéreuse, les traits se décomposent. Nous avons donné, dans un des chapitres précédens, une description de ce que les Médecins appellent face hippocratique, *facies hippocratica*.

Une douleur vive est marquée par la contraction des muscles du visage, les rides du front, la contorsion de la bouche, la saillie des yeux, la gêne de la respiration, les convulsions, etc. Lorsque la douleur est sourde, les yeux sont enfoncés, battus, cerclés de noir ; les muscles de la face sont dans un état de spasme ; les sourcils sont abaissés, l'air est sombre et pensif.

Dans les maladies de langueur, la figure maigrit, devient pâle, la bouche paraît s'aggrandir, les narines sont plus ouvertes, les yeux se cavent, les lèvres deviennent blanches et quelquefois bleues, enfin la figure ressemble à celle d'un cadavre.

Les filles qui ont les pâles-couleurs, plusieurs personnes attaquées d'engorgemens ou d'obstructions des viscères abdominaux, certains hydropiques, ont la figure d'un jaune pâle, et semblent n'avoir pas plus de vie que des cadavres.

La diminution de l'énergie du principe vital peut occasionner une pâleur mortelle et présenter tous les phénomènes qui s'observent dans la mort réelle. Dans les affections vaporeuses, les évacuations excessives, soit de sang, soit de toute autre humeur, dans une longue abstinence, qui peuvent décider un état syncoptique, tout le corps, et singulièrement le visage, offre les signes qui semblent caractériser une mort réelle; en sorte que, si dans une pareille circonstance, on négligeait certains indices qui prouvent que le principe vital existe encore, en s'en rapportant uniquement à la figure, on courrait risque de prononcer qu'une personne qui est en vie est décidément morte. On n'a malheureusement que trop d'exemples de ces jugemens téméraires et précipités, qui ont coûté la vie à des gens qui ont été inhumés vivans, et qui ont subi la plus terrible des morts violentes, celle qui est précédée et accompagnée du désespoir : ce qui est l'état le plus affreux où une créature raisonnable puisse se trouver.

Quel est le Médecin assez osé pour affirmer, sur la seule inspection de la figure d'un noyé, que le principe vital est absolument éteint? Quel état ressemble plus à la mort que celui-ci? Et cependant y a-t-il un cas où la figure soit plus trompeuse? car combien de noyés n'a-t-on pas rappelés à la vie? Les asphyxiés par les gaz délétères ont ordinairement le visage et les joues colorés : les strangulés ont la figure parsemée de taches livides ou brunes; leurs lèvres sont gonflées : les asphyxiés par le froid ont le visage livide, ainsi que les noyés; mais ceux-ci ont communément la peau moins livide que les autres asphyxiés. Serait-ce parce que la froideur de l'eau, en fronçant les petits vaisseaux de la surface, refoule à l'intérieur une grande partie du sang qu'ils contenaient?

Quoique la figure indique les souffrances et leurs variations, le repos ou l'inquiétude, la présence ou l'absence de la douleur, l'accablement des pouvoirs vitaux, la prostration des forces, l'état de convalescence, les approches de la mort, la surabondance du sang, de la lymphe, de la bile, etc.; elle ne peut néanmoins nous instruire de l'état du principe vital, dans le cas où les phénomènes de la vie sont suspendus ; elle s'affaisse et n'offre aucun indice de la vie, soit que nous jugions d'après l'ensemble des traits, ou d'après l'examen séparé de chacun d'eux. Les oreilles, le nez, les yeux, les lèvres, la bouche, le front, présentent les mêmes apparences dans la mort réelle et dans celle qui ne l'est point ; mais ces apparences ne durent qu'un certain tems, c'est-à-dire, jusqu'à ce qu'une décomposition générale commence à s'établir.

Conclusion. Il y a beaucoup de personnes d'une santé parfaite, qui sont aussi pâles que des morts. Il y a certains cadavres, dont le visage est rouge, vermeil, comme celui des personnes en santé. Il y a en outre bien des cas de morts seulement apparentes, où les sujets ont la face livide. Ainsi, la couleur, soit pâle, soit livide, de la face n'indique pas plus un état de vie qu'un état de mort : conséquemment, elle est un signe douteux de la mort réelle.

CHAPITRE NEUVIÈME.

Le relâchement de la mâchoire inférieure n'est point un signe de mort.

LES incisions, les piqûres, l'application du fer rouge, ont souvent réveillé la sensibilité des nerfs, lorsqu'elle n'était qu'engourdie. Nous lisons, dans différens auteurs, que l'on est souvent parvenu à rappeler la vie, en enfonçant des aiguilles sous les ongles des orteils, ou en touchant la plante des pieds avec un fer chaud. On s'est servi de pareils moyens, pour constater la mort ; mais nous ne nous attacherons pas ici à en discuter la certitude : ils nous démontrent cependant que le système nerveux est susceptible d'être réveillé, après être resté comme assoupi pendant un certain espace de tems, et que l'irritabilité de la fibre peut être suspendue, et non anéantie. Or cette irritabilité peut subsister, après que l'animal est réellement mort. Cette faculté, qui est propre à la fibre musculaire

a fait penser au célèbre Haller que la contraction des muscles de la mâchoire inférieure, chez
une personne réputée morte, était un signe non
équivoque de la vie. Il disait donc que, si la
mâchoire inférieure revenait sur-le-champ vers
la supérieure, après en avoir été écartée, de manière que la bouche se fermât comme d'elle-
même, il y avait tout lieu de présumer que le
sujet n'était pas encore mort. Mais, selon moi,
cette présomption est sans fondement, et voici
les raisons sur lesquelles mon assertion est fon-
dée : les muscles de la mâchoire partagent l'état
de contraction ou de relâchement des autres
muscles du corps, comme cela se voit dans le
tétanos, l'épilepsie, la paralysie : il me semble
que la mâchoire sera plus ou moins resserrée,
selon la maladie dont la personne est attaquée,
ou le genre de mort dont elle est frappée. Il y
a sans doute bien des cas où les muscles de la
mâchoire étant paralysés, la bouche reste béante ;
et ce cas peut s'observer lorsque les phénomènes
les plus remarquables de la vie ont disparu, par
exemple, chez certains paralytiques qui seraient
affectés par le froid, la submersion ou autres
causes asphyxiantes. Or, chez ces paralytiques
asphyxiés, il y aurait insensibilité parfaite du

corps, extinction apparente des facultés vitales, nulle contractilité des muscles de la mâchoire; et cependant il y aurait possibilité de les rappeler à la vie, en employant des moyens bien dirigés. D'un autre côté, la contraction générale des muscles, qui paraît avoir lieu dans la plupart des sujets, avant la mort, et qui peut durer encore quelque tems après, comme on peut le présumer d'après la rigidité du corps, occasionne le serrement des mâchoires. On peut alors abaisser la mâchoire inférieure : elle se relève d'elle-même, si l'on fait cette expérience peu de tems après la mort, parce qu'il reste encore, dans les fibres rouges, assez d'irritabilité ou de pouvoir contractile pour opérer cet effet, quoique la personne soit réellement morte. Ainsi, l'épreuve de Haller est plus que douteuse. D'ailleurs, il y a presque toujours rigidité des articulations; et elles ne deviennent flexibles, dans les cas ordinaires, que lorsque la putréfaction s'établit. Le bras ou la jambe d'un cadavre s'étendent aussi-tôt qu'on cesse de les fléchir. Dans les morts subites, où la *vis insita* des fibres musculaires n'a pas eu le tems de s'éteindre complètement, la mâchoire inférieure, après avoir été abaissée, peut se rapprocher sur-le-champ de la supérieure. Nous avons une preuve de ceci dans les asphyxiés par la strangulation et le simple défaut d'oxygène. Le galvanisme est un des moyens les plus efficaces pour prouver ce point intéressant. M.ʳ le Professeur Aldini a expérimenté que les muscles conservaient leur irritabilité, lorsque le cœur en était dépourvu : ce qui prouve que les muscles proprement dits peuvent se contracter, lorsque la mort est réelle. Si les moyens énergiques que nous fournit le galvanisme sont insuffisans pour rappeler un reste d'excitabilité, il est clair que la contraction modérée des muscles de la mâchoire ne peut guères nous faire croire à la possibilité de la ressuscitation, ni la perte de ce pouvoir contractile à l'impossibilité de rappeler la vie. Les muscles peuvent aussi se contracter, lorsque les poumons ont perdu leur action ; les muscles de la mâchoire peuvent être paralysés avant la mort ; et, dans ce cas, ils ne sont plus susceptibles d'irritabilité. On aurait donc tort de conclure, dans bien des cas, que la mort est décidée, parce que la mâchoire inférieure reste écartée de la supérieure, vu le défaut d'irritabilité de ses muscles.

CHAPITRE DIXIÈME.

Le regorgement des liquides versés dans la bouche n'est pas un signe de mort.

LE pharynx est le pavillon, et l'œsophage est le tuyau d'un entonnoir musculeux qui transmet à l'estomach les alimens et les boissons. Cet entonnoir est comme couvert par la bouche interne qui forme, au dessus et en avant, un prolongement, une sorte de sac ou de bourse, en partie osseuse, en partie charnue ou molle, et percée d'une ouverture transversale, que l'on nomme proprement *bouche*. C'est au dedans et à la partie inférieure de cette bourse, que la langue est située.

Dans l'évanouissement, l'asphyxie et certaines maladies nerveuses, il y a souvent insensibilité, perte de mouvement, suspension des fonctions vitales, à un degré plus ou moins grand, suivant la violence de la maladie, le tempérament et l'idiosyncrasie de la personne qui en est attaquée. Alors les muscles du pharynx ayant perdu

leur force tonique, et l'œsophage son mouvement péristaltique, il est impossible que les liquides parviennent à l'estomach, attendu que
les mouvemens des muscles qui servent à la déglutition sont impossibles. Les liquides restent
donc dans la bouche et la partie la plus évasée
du pharynx.

Lorsque la vie est suspendue, comme dans
l'asphyxie par la submersion, le gaz acide carbonique, etc., le pharynx et l'œsophage ne sont
pas plus capables d'être stimulés efficacement
que les autres parties du corps, quoique l'on
tente de rappeler l'irritabilité, au moyen de la
barbe d'une plume ou des esprits volatils. Il est
même très-difficile, dans les cas d'évanouissement, d'introduire des liquides dans l'œsophage,
et plus encore chez les noyés, ou ceux qui sont
attaqués de spasmes. Dans ce cas, les liquides
sortent de la bouche, si l'on en introduit une
certaine quantité ; et leur reflux annonce seulement qu'il y a affaissement ou constriction spasmodique de l'œsophage et du fond du pharynx.

Dans l'état de santé, les liquides passent sans
bruit dans l'estomac, et, sans y tomber par leur
propre poids ; ils sont dirigés vers ce viscère
par un mouvement péristaltique ou ondulatoire

de l'œsophage, qui se fait de haut en bas : aussi, dans les maladies, est-ce un très-mauvais signe que les liquides tombent avec bruit dans l'estomach ; cela dénote une perte totale du ton de l'œsophage, et annonce une mort prochaine.

Plusieurs affections vaporeuses, où l'économie animale n'a pas souffert un dérangement notable, nous offrent des exemples journaliers du reflux des liquides versés dans la bouche. Ce phénomène n'est donc pas toujours allarmant : il ne peut le devenir qu'avec le concours d'autres signes funestes.

J'observerai ici, en passant, que, dans les asphyxies, où l'on emploie toujours différens stimulans, , tant à l'intérieur qu'à l'extérieur, il est dangereux de verser dans la bouche une grande quantité d'esprits volatils, attendu qu'il pourrait en passer dans la glotte, et conséquemment dans la trachée-artère ; ce qui serait capable d'occasionner une suffocation mortelle. Il est donc toujours prudent de se servir d'une bougie creuse, au moyen de laquelle on peut introduire, sans inconvénient, des liquides dans l'œsophage ; et, s'il n'est question que d'irriter cette partie, on peut user d'un instrument que Heister a décrit dans ses institutions de chirurgie,

gie , et qu'il a nommé *excutia ventriculi.*

CHAPITRE ONZIÈME.

L'insensibilité de la membrane pituitaire n'est pas un signe de mort.

Dans les cas de morts apparentes , les errhines ou les sternutatoires ont souvent été utiles pour rappeler la sensibilité nerveuse , qui est comme engourdie ; mais , lorsque la vie est , pour ainsi dire, anéantie , on aurait tort de compter entièrement sur ces remèdes : il en faut de plus efficaces ; car, quoique la membrane schnéidérienne soit d'une sensibilité exquise , à raison de la grande quantité de nerfs dont elle est pourvue, et de la proximité du cerveau, il arrive fréquemment que, lors d'une suspension complète des pouvoirs vitaux, les stimulus les plus actifs sont sans effet. J'en dis autant des piqûres faites à cette membrane. D'ailleurs , elle est susceptible de paralysie, comme toute autre partie du corps : en outre elle peut être engorgée ou tapissée de mucosités épaisses, qui affaibliront considérablement ou rendront nulle l'impression des stimulus. Ajoutons à cela qu'il y a bien des personnes, avantageusement constituées d'ailleurs, qui ne sentent pas les odeurs les plus pénétrantes.

Dans les cas de syncope et dans certaines morts apparentes, les sens ne s'engourdissent pas à la fois, ni en même tems. La vue et l'ouïe subsistent communément après que l'odorat a cessé, et l'on peut dire que l'ouïe est le sens qui meurt le dernier. Il semble que, lorsque l'animal touche à sa fin, toute la sensibilité se concentre dans l'oreille, ainsi que cela a lieu dans l'état de santé, aux approches du sommeil. On a vu des personnes mortes en apparence, et près d'être inhumées, faire un récit exact de tout ce qui s'était dit ou fait auprès d'elles, pendant tout le tems qu'elles ont été réputées mortes. Ceci nous prouve la nécessité de stimuler, dans ces cas-là, l'organe de l'ouïe, et les effets avantageux de la conclamation, qui était usitée chez les anciens, et qui subsiste encore dans quelques contrées de l'Irlande ; mais nous aurons occasion de parler de cela plus au long, dans la suite de cet essai.

Les sens peuvent être tellement engourdis, qu'il soit impossible de les réveiller, quoique le

principe vital subsiste encore. Alors la sensibilité ne reparaîtra que lorsque les signes certains
de la vie commenceront à se manifester. Cependant, il ne faut pas se rebuter dans l'application des stimulans : si ceux appliqués aux narines manquent leur effet, il n'en faut pas conclure
pour cela que le sujet doit être abandonné à son
malheureux sort ; car il reste encore d'autres
organes à stimuler, et il y a mille cas qui prouvent que des personnes qui paraissaient mortes
ont pu être rappelées à la vie, quoique la membrane pituitaire fût insensible.

L'asphyxie des enfans nouveaux-nés est assez
commune : elle est occasionnée par le défaut de
respiration, parce que les narines, la bouche,
la trachée-artère et les bronches, sont remplies
d'humeurs muqueuses qui s'opposent à l'introduction de l'air dans les poumons. Ce cas exige
les secours les plus prompts. Ils consistent à vider
les narines, au moyen de doux sternutatoires ;
à chatouiller légèrement le gosier avec la barbe
d'une plume, après avoir enlevé, avec un linge
doux, les mucosités dont la bouche est pleine.
L'éternuement, l'irritation du gosier, mettront
en jeu le diaphragme, qui est le principal moteur des poumons. Beaucoup d'enfans périssent,

parce que l'on néglige ces moyens, ou parce
qu'on n'en est pas instruit, ou enfin parce qu'ils
ne sont pas employés à tems ; et c'est probablement ce qui a fait dire à M.ʳ de Sauvages, l'un
des principaux ornemens de notre profession,
que le jour le plus mortel pour l'homme est le
premier jour de la vie.

« *Prima, quæ vitam dedit, hora, carpsit.* »
               SÉNÈQUE.

CHAPITRE DOUZIÈME.

*L'affaissement et le froncement des lèvres
ne sont pas un signe de mort.*

QUELQUES Médecins sont portés à croire
que le froncement et l'affaissement des lèvres
sont un signe certain de mort, toutes les fois qu'il
y a d'autres indices douteux, comme la froideur et l'insensibilité du corps, le défaut de respiration, etc. C'est l'opinion de M.ʳ M....,
Médecin de Verdun, qui a eu la complaisance
de lire mon manuscrit et de me donner quelques
conseils dont j'ai profité. Je pense pourtant

que ce signe est, pour le moins, aussi équivoque que tout autre. Dans presque tous les cas d'asphyxies, on observe que les lèvres sont enflées et bleuâtres, bien loin d'être affaissées ou froncées. Elles sont, au contraire, pâles, ridées, molles, chez les malades qui sont épuisés par des évacuations excessives de sang, de sérosité, de pus ; et très-souvent, dans les cas de cette nature, il y a une contorsion de la bouche, qui me paraît être causée par la douleur et par un état spasmodique qui a souvent lieu avant la mort ; et, si la mort n'est qu'apparente, comme cela peut effectivement arriver dans une syncope occasionnée par de telles évacuations, les lèvres seront froncées ou tirées vers un coin de la bouche. Il est très-possible encore que quelqu'un éprouve un bouleversement de la machine, dans des affections vaporeuses ou convulsives, précisément au moment où un spasme saisit les muscles des lèvres ; et, dans cette supposition, les lèvres seraient froncées. ridées, sembleraient même affaissées, tandis que le corps serait froid, et que l'image de la mort serait empreinte sur la physionomie ; et cependant il n'y aurait alors qu'une mort apparente. Les filles d'une constitution délicate et irritable sont sujettes aux spasmes des muscles de la face, et par conséquent à la distorsion des lèvres; distorsion qui s'observe aussi dans certaines paralysies, dans le ris sardonique, dans le *chorea sancti Viti*. N'y a-t-il pas, d'ailleurs, beaucoup de personnes réellement mortes, chez qui un pareil état des lèvres n'a pas lieu? On n'observe presque jamais ce phénomène dans les asphyxies, les apoplexies, les hydropisies, quoique la vie soit décidément éteinte. Si donc ce signe ne se manifeste pas dans la plupart des cadavres, on ne peut le tenir que pour très-douteux, ou du moins il ne vaudra qu'autant qu'il sera combiné avec d'autres signes qui indiquent une mort réelle.

CHAPITRE TREIZIÈME.

Les tempes creuses et le nez rétréci et effilé ne doivent point être regardés comme des signes de mort.

DE grandes évacuations, certaines passions de l'ame, une longue abstinence, des fatigues excessives, des veilles immodérées, la phthisie pulmonaire, le marasme, etc., causent une émaciation générale, qui est principalement sensible à la face, qui devient hippocratique, comme parle l'école : les tempes s'affaissent, la peau du front est tendue et sèche, les joues sont caves, le nez est rétréci, effilé, la figure est pâle et défaite ; elle est cadavéreuse. Tous ces signes sont très-funestes chez les vivans ; mais il serait absurde de les regarder comme des signes de mort : ils ne sont pas suffisans, à beaucoup près, pour faire juger décisivement sur un point aussi important. Ces signes démontrent simplement un grand accablement du principe de la vie, mais ils ne dénotent jamais une mort réelle.

CHAPITRE QUATORZIÈME.

Putréfaction ; elle est un signe infaillible de la mort.

I L y a deux choses à considérer dans le corps humain vivant : sa mixtion et sa structure. J'entends par mixtion la nature, l'essence, la constitution intime des parties, soit solides, soit fluides, dont il est composé. J'appelle structure tout ce qui est relatif à la forme des organes, à leur mollesse, à leur solidité, etc. ; en un mot, un arrangement, une disposition de parties, un ensemble, d'où résulte une machine, un tout propre à exercer certaines fonctions déterminées.

Or le corps humain vivant tend persévéramment, par sa mixtion, à la corruption putride ; et cette corruption s'en emparerait effectivement, si le principe vital, ce pouvoir conservateur de l'économie, n'éliminait, à chaque instant, par la voie des sécrétions et des excrétions, les produits continuels de la putrescence animale.

C'est donc dans les actes de ce pouvoir conservateur, c'est-à-dire, dans le sentiment et le mouvement, que consiste essentiellement la vie. Je dis, la vie, en tant qu'elle présente une succession régulière de fonctions qui sont propres à tel ou tel animal, suivant la fin pour laquelle il a été créé.

On doit conclure, de ce qui vient d'être dit, que la mort réelle est la cessation irrévocable de la sensibilité et des mouvemens vitaux, et que cette cessation ne peut être prouvée d'une manière évidente, que lorsque la putréfaction cadavéreuse est établie.

Un cadavre, dit Beccher, se fond par degrés insensibles, jusqu'à ce que, par sa destruction complète, il ait rendu à l'air et à la terre les élémens qui sont entrés dans sa composition. A peine l'homme a-t-il cessé de vivre, que son corps exhale une vapeur mortelle, d'une subtilité extrême. A cette vapeur, qui dure cinq à six jours, succède une odeur rance, très-pénétrante. Dix ou douze jours après, il s'exhale un gaz sulphureux, très-volatil, dont l'odeur peut être comparée à celle de l'excrément humain. Cependant, vers le trentième jour, tantôt plutôt, tantôt plutard, suivant la nature *du sujet*, le genre de mort, la température chaude, froide, humide, de l'atmosphère, la peau se couvre d'une substance lanugineuse d'une couleur jaune, qui devient verte, puis brune, ensuite noire ; enfin, toute la surface du corps se couvre d'une moisissure épaisse. C'est à cette époque que les parties molles commencent à s'affaisser, et qu'il s'y forme des crevasses, d'où s'échappe un fluide sanieux et putride. Les lambeaux de chair que ces crevasses interceptent, forment des espèces de bandes sillonnées, qui deviennent la proie de la vermine. C'est ainsi que les parties molles se décomposent, se détruisent insensiblement et laissent à découvert la charpente osseuse qui leur servait de soutien et d'appui. Tels sont les phénomènes que l'on a observés, en laissant pourrir à l'air libre le cadavre d'un enfant.

Je n'entends pas, sans doute, que l'on diffère l'inhumation d'un cadavre, jusqu'à ce que la putréfaction ait parcouru le cercle des phénomènes que je viens de décrire. Mon but est de faire sentir qu'il est de la prudence et de l'humanité de n'abandonner un corps que lorsqu'on apperçoit sensiblement les premiers effets de la corruption putride.

Nos connaissances sont si incertaines et si bornées, les moyens que l'art fournit, pour s'assurer si la mort est réelle, sont tellement insuffisans, dans bien des circonstances, que nous ne devons pas nous en rapporter tout-à-fait au témoignage de nos sens, pour prononcer là-dessus. Traitons toujours le corps comme s'il était vivant, et ne renonçons à nos moyens que lorsque la putréfaction commencera à s'établir. Rien de plus absurde que de laisser un corps sur terre, pendant un tems déterminé, tandis que ce tems devrait être réglé sur l'espèce de maladie, le genre de mort ; enfin, sur la progression lente ou rapide de la putréfaction. Disons donc, en un mot, que, dans tous les cas, sans exception, il faut attendre les signes certains de la mort, avant d'inhumer. « Puisqu'il est incontestable, dit Térilli, que le corps est quelquefois tellement privé de toute fonction vitale, et que le souffle de la vie y est tellement caché, qu'il semble que la mort soit établie ; la charité et la religion veulent que l'on détermine un tems suffisant pour attendre que la vie puisse, si elle existe encore, se manifester par des signes : autrement, on s'expose à devenir homicide, en enterrant des personnes vivantes. C'est ce qui peut arriver, si l'on en croit certains auteurs, dans l'espace de trois jours, ou soixante - douze heures. Mais, si, pendant ce tems, il ne parait aucun signe de vie, et si, au contraire, les corps exhalent une odeur cadavéreuse, on a alors un signe infaillible de la mort, et l'on peut enterrer sans scrupule ». Zacchias dit, en traitant le même sujet : « On n'a de preuve infaillible de la mort que dans un commencement de putréfaction du corps. » Borelli, Fabrice de Hilden, Lommius, Sydenham, Lancisi, Winslow, Louis, Cullen et d'autres Médecins se sont recriés contre l'usage d'enterrer trop tôt. Joignons à l'autorité de ces grands hommes celle du célèbre M.ʳ Portal. « La putréfaction, dit-il, est le seul vrai signe de la mort. Des taches livides paraissent sur la peau; il s'exhale, du sujet, une odeur fétide, cadavéreuse, qui lui est propre et qu'on distingue aisément. C'est donc un devoir sacré d'attendre, avant d'ensevelir un corps, qu'il soit réduit à cet état, où sa mort ne puisse plus être douteuse. »

Ainsi donc, aussitôt que les signes évidens de la vie ne se manifestent plus, mettons le corps dans un lit sec et chaud; donnons à l'air de l'appartement la température nécessaire, et employons tous les moyens que l'art suggère pour rappeler à la vie. Si l'on juge, par l'espèce de maladie qui a précédé la mort, que ces moyens sont inutiles, contentons-nous alors de garder le corps, jusqu'à ce que la décomposition se manifeste, et jamais n'abandonnons un malheureux qui peut-être, par la continuation de nos bons soins, reviendra à la vie : ce sera un monument vivant d'une résurrection inattendue et des efforts persévérans de l'humanité. Si une personne meurt d'une fièvre maligne, d'un scorbut, d'une inflammation interne, ou de toute autre maladie qui corrompt les fluides ; l'abdomen, bientôt après la mort, devient bleuâtre et s'enfle souvent ; des taches noires ou livides paraissent sur les membres et le dos; les yeux se cavent et deviennent moux ; il en sort une humeur puriforme ; les paupières jaunissent; la bouche s'ouvre, parce que la mâchoire inférieure est relâchée; la peau est molle, les muscles sont flasques, enfin le corps exhale une odeur putride. Tous ces phénomènes réunis sont bien des signes infaillibles de la mort réelle. Dans les fièvres adynamiques, la putréfaction s'établira vingt-quatre heures avant la mort: des taches livides se manifesteront, le ventre sera balloné. Dans ces espèces de fièvres, la mort arrive à pas lents.

Souvent les signes non équivoques de la mort paraissent aussitôt que la vie s'éteint. Souvent aussi la décomposition ne s'établit que par gradation, et il se passe plusieurs jours avant que la mort soit certaine. Tout le monde peut bien juger qu'un corps est réellement mort, lorsqu'il se pourrit ; mais tout le monde ne sait pas que la mort est établie avant que le corps se corrompe. Me regarderait-on comme incrédule sur l'article de la mort, parce que je vais pousser l'incertitude de ses signes encore plus loin ? J'ai dit que des taches livides se manifestent sur les cadavres et annoncent la putréfaction ; mais il est possible aussi que ces taches aient lieu dans une mort apparente. Les asphyxiés peuvent avoir de telles taches, sur différentes parties, et n'être point morts. Un homme peut avoir reçu des contusions sur différens membres, et être ensuite asphyxié par le froid, enfin être dans un état de mort apparente, dont il peut revenir. Un homme couvert d'ulcères fétides, peut tomber dans un état d'asphyxie : cependant son corps exhalerait une odeur putride et ne serait pas mort pour cela.

Il y a des gens qui puent autant pendant la vie, que d'autres après la mort. Des scorbutiques, qui ont souvent des taches livides sur la peau, peuvent tomber aussi dans l'asphyxie, être dans un état de mort apparente, qui ferait présumer que la mort est réelle. Tenons-nous donc sur nos gardes, et sachons faire une distinction entre la putréfaction vitale et la putréfaction cadavéreuse; et, dans de tels cas, suspendons notre jugement : attendons que l'affaissement et la mollesse des chairs s'établissent, que l'abdomen et les yeux changent de couleur, qu'enfin nous sentions cette odeur cadavéreuse qui ne peut être confondue avec d'autres odeurs, quoique fétides, par des personnes qui sont familiarisées avec les phénomènes de la mort.

Il était nécessaire de présenter les cas qui offrent des apparences trompeuses qu'on pourrait confondre avec les signes indubitables de la mort, afin d'éviter le malheur de porter un faux jugement et d'être, par là, la cause innocente d'une inhumation précipitée. Puis donc qu'il parait, par le témoignage des Médecins anciens et modernes, et par notre propre expérience, que tous les signes que l'on regarde

comme des signes non équivoques de la mort,
sont réellement douteux, attendons toujours que
le corps se décompose : attendons que la putréfaction, ce signe caractéristique de la mort,
se présente ; car c'est à ce signe seul que nous
devons nous en tenir.

TROISIÈME PARTIE.

DES MALADIES ET DES ACCIDENS

QUI OCCASIONNENT LA MORT APPARENTE,

ET

DES MOYENS QU'IL FAUT EMPLOYER

POUR RAPPELER LA VIE.

IL y a plusieurs maladies qui présentent un ensemble de signes qui annoncent l'approche d'une mort réelle : il y en a qui tuent subitement ; enfin, il en est qui offrent presque tous les indices d'une mort bien décidée, quoiqu'elle ne soit qu'apparente. Ainsi, pour nous mettre en garde contre ce cas-ci, qui en a souvent imposé aux plus habiles, je crois devoir exposer le tableau des maladies et des accidens les plus ordinaires, qui paraissent être suivis d'une ex-

9

tinction totale de la vie, quoiqu'aucun signe évident ne le démontre.

Les maladies qui occasionnent le plus communément les morts apparentes sont :

La syncope.

L'apoplexie.

L'épilepsie.

La catalepsie.

L'esquinancie.

L'accouchement.

Le fétus mort dans la matrice.

La coqueluche.

La croup.

Le sphacèle.

La léthargie.

La faim.

Les convulsions.

L'éclampsie.

Les accidens qui peuvent occasionner une mort apparente sont :

Les chûtes.

La commotion.

Les contusions violentes.

Les corps étrangers arrêtés dans la glotte, la trachée-artère et l'œsophage.

La strangulation.

La submersion.

L'étouffement.

Le froid.

La chaleur.

L'ivresse.

L'air vif des montagnes et des lieux élevés.

Le méphitisme,

J'entends par méphitisme la qualité délétère des substances gazeuses ou aériformes, qui, seules, ou mêlées dans une certaine proportion avec l'air atmosphérique, sont impropres à la respiration; telles que les exhalaisons minérales.

Le gaz acide carbonique qui se dégage du moût, de la bière en fermentation, ou qui est produit par la combustion du charbon.

La fumée des chandelles et des lampes.

L'air des hôpitaux.

    prisons.

    caveaux de sépulture.

    voiries.

    marais.

    puisards.

    fosses d'aisance.

    grottes.

    salles de spectacle.

    souterrains.

L'air des appartemens nouvellement peints.

Je vais donner d'abord un apperçu général des moyens qu'il faut employer dans les morts apparentes, quelle qu'en soit la cause. Je traiterai ensuite des cas particuliers où ces moyens doivent être modifiés, variés, suivant les causes particulières qu'il s'agit de combattre.

Nous avons dit qu'une mort apparente était l'effet d'une cause interne ou externe, par exemple, la rupture d'une vomique ou une chûte. De-là la division des morts apparentes en deux classes, savoir : celles qui sont occasionnées par des maladies internes, et celles qui sont produites par des causes extérieures. Nous parlerons d'abord des premières.

Avant tout, on doit défendre, dans le cas d'une mort douteuse, toutes les pratiques usitées à l'égard des personnes mortes : ces pratiques varient suivant les pays, et elles tendent toutes, plus ou moins, à éteindre la vie, plutôt qu'à la rappeler. Ainsi, c'est, suivant moi, un usage meurtrier, comme je l'ai observé plus haut, pages 33 et 37, que de placer le corps sur une paillasse, de l'exposer à l'air froid, de tamponner les ouvertures naturelles, de brider la mâchoire, de comprimer la poitrine, le bas-

ventre, comme cela se pratique dans plusieurs
pays de lEurope. Il faut, au contraire, mettre
le mort dans un lit sec, et l'y placer convenablement, c'est-à-dire, la tête un peu élevée et
le tronc penché du côté gauche. La température
de la chambre doit être à dix degrés du thermomètre de Réaumur. Enfin, il faut se conduire
comme si l'on était persuadé que le sujet fût en
vie.

Ensuite, nous aurons recours à différens moyens propres à rappeler la vie. Il faut, pour
cela, avoir sous la main un certain nombre
d'instrumens, tels qu'un bistouri, l'instrument
du Docteur Richter pour ouvrir la trachée-
artère, des ciseaux, des lancettes, des bougies
creuses, des seringues, une espèce de brosse
pour enlever les matières visqueuses de la bouche et de la gorge. Il faut aussi des emplâtres
agglutinatifs, des brosses pour la peau, de la
flanelle, des esprits volatils, de l'alcohol, du
vinaigre, de l'huile, du muriate de potasse (sel
de cuisine), des plumes munies de leur barbe,
des cantharides, des poudres sternutatoires, une
trompe de chasse pour réveiller le sens de l'ouïe,
un appareil galvanique, de l'eau-de-vie camphrée, un thermomètre, une baignoire, de petites

canules pour la trachée-artère, les soufflets de Gorcey, deux ou trois bandes à saigner, des plantes aromatiques, un bonnet de laine, une cuiller à café.

Les secours doivent être administrés successivement et par ordre : la confusion gâterait tout. Cependant, il y a des cas où plusieurs moyens doivent être employés simultanément et avec célérité.

Un grand concours de monde vicie l'air et l'empêche de circuler librement.

Il faut toujours avoir égard à la cause de la mort apparente, afin d'employer judicieusement les stimulans, dont l'activité doit être variée, suivant les cas particuliers.

Lorsque le corps est chaud, il faut d'autres remèdes que lorsqu'il est froid.

On emploiera toujours une bougie creuse, lorsqu'il sera nécessaire d'introduire des liquides dans l'estomac.

Il faut continuer, pendant cinq ou six heures de suite, l'emploi des moyens capables de rappeler la vie.

L'introduction de la fumée de tabac dans les intestins est une pratique mauvaise et qui doit être interdite.

On doit s'abstenir de secouer violemment le corps.

Il faut donner au corps de la personne présumée morte la position dont nous avons parlé plus haut. Ceci doit également s'observer lorsqu'on le transporte d'un endroit dans un autre. Dans tous les cas, l'emploi des moyens devient plus aisé, quand le corps est placé convenablement sur une table, autour de laquelle on puisse opérer.

On doit enlever les mucosités des narines, de la bouche, avec les doigts ou avec une brosse douce, un morceau de linge ou quelqu'instrument convenable. On ne doit pas se servir, pour cela, d'eau tiède ou de tout autre liquide, que l'on injecterait au moyen d'une seringue. Cette opération est la première que l'on doit faire, parce qu'il est essentiel que les narines et la bouche soient libres, pour que la respiration se rétablisse. Le corps sera dépouillé de toute espèce de vêtement, que l'on remplacera par des flanelles.

On doit s'attacher ensuite à réchauffer le corps, en faisant, avec une flanelle sèche, des frictions sur les extrémités, le ventre, la région précordiale, l'épine du dos, etc. On augmente

insensiblement le degré de chaleur, en chauf-
fant les flanelles, et en les imbibant d'esprit de
moutarde, d'alcohol, d'eau-de-vie camphrée,
d'alkali volatil, d'eau de Cologne, etc. On rappelle aussi la chaleur, en appliquant des bri-
ques chaudes aux plantes des pieds et au creux
de l'estomac.

On échauffera et on frictionnera le corps,
pendant deux ou trois heures, sous une cou-
verture de laine.

Nos soins doivent tendre au rétablissement
de la respiration, en même tems que nous tra-
vaillons à exciter la circulation. Afin d'y parvenir, on introduit dans la glotte une canule,
dans laquelle on insère le bout du tuyau d'un
soufflet, pour injecter de l'air dans les poumons.
Si l'on ne peut réussir à introduire la canule,
on doit faire, sans perte de tems, une ouverture
au larynx, pour pouvoir faire passer de l'air
dans le poumon. J'ai dit, dans un petit écrit sur
les Asphyxiés (*), que j'ai publié l'année der-

(*) Pour instruire les personnes qui n'ont pas vu cette
brochure, je transcris ici la manière dont se fait cette
opération.

« Quel est le point le plus important dans les asphyxiés
» de cette nature, et sur quoi devons-nous particulièrement

mère, pourquoi cette opération ne devait pas être différée, et j'ai décrit la manière de la pratiquer.

____

» diriger notre attention ? C'est de remplir d'air toutes les » ramifications des bronches, de donner du mouvement aux » poumons, et par-là communiquer au sang l'excitation na- » turelle ; sans quoi son cours s'arrête, et la chaleur de » l'individu s'éteint ; un collapsus général survient, et la » mort établit son terrible empire. Peut-on alors, par le » moyen du soufflet mis dans la bouche, ainsi remplir d'air » les cellules des poumons ? Oui, si celui qui opère était » assez adroit et assez heureux pour parvenir sur-le-champ » à passer une canule dans l'ouverture du larynx ; mais » j'ai été souvent présent à des opérations pareilles, et » il arrive rarement qu'on puisse réussir. Souvent on manque » l'opération tout-à-fait, et quand on a eu le bonheur d'in- » troduire l'instrument dans le passage, ce n'a été qu'après » avoir perdu beaucoup de tems. Que faut-il donc faire » dans ces cas pressans ? Je propose qu'après avoir essayé » de passer la canule, si on ne réussit pas, l'on ouvre » sur-le-champ le larynx, entre les cartilages thyroïde et » cricoïde.

» Rien de plus simple et de moins dangereux que l'o- » pération de la laryngotomie. Elle consiste à faire une » incision longitudinale à la peau, entre les cartilages thy- » roïde et cricoïde, jusqu'au ligament assez fort qui les unit : » alors on coupe ce ligament, dans une direction transversale, » et on donne à l'incision une étendue suffisante pour placer » une canule, dans laquelle on insère le bout du tuyau d'un

Il serait probablement avantageux d'injecter
dans la poitrine du gaz oxygène pur ou mêlé
dans une grande proportion avec de l'air atmo-

» soufflet que l'on fait jouer, pour injecter de l'air dans
» la poitrine. Je donne la préférence à l'ouverture du
» larynx, parce que l'on ne risque pas d'intéresser,
» comme dans la trachéotomie, de gros vaisseaux sanguins
» ou d'autres parties qui sont à ménager. D'ailleurs, on
» doit remarquer que, quand la respiration a cessé pendant
» un certain espace de tems, le larynx descend avec la
» trachée-artère, et qu'en conséquence l'opération sur cette
» partie-ci se ferait pus difficilement que sur un sujet vi-
» vant, par exemple, sur une personne qui serait attaquée
» d'une esquinancie trachéale.

» En cas qu'on puisse rappeler à la vie la personne opérée
» par ce moyen, la plaie est sans conséquence et ne peut
» avoir aucune suite dangereuse ; et ce n'est que par cette
» manière prompte que l'on peut parvenir au but que l'on
» se propose. J'ai été témoin, une fois, de la réussite de
» cette opération, et beaucoup d'hommes célèbres en sont
» les partisans, quoiqu'elle soit rarement pratiquée.

» Mais, pour pouvoir y procéder avec plus de facilité
» et d'adresse, une personne devrait tenir la canule et la
» pointe du soufflet dans cette ouverture artificielle, pen-
» dant qu'une autre remplirait la poitrine d'air ; et une troi-
» sième, placée transversalement, s'occuperait de com-
» primer chaque côté avec ses mains, avec lesquelles elle
» recommencerait souvent cette action, pour alterner avec
» celle qui dilate la poitrine d'air, et ainsi imiter les phé-

sphérique. Alors les poumons seraient plus fortement stimulés, dans un état où leur irritabilité est notablement diminuée.

Après l'emploi de ces moyens généraux, nous nous attacherons à stimuler certaines parties qui ont plus de sensibilité que les autres, par exemple, la membrane pituitaire, en introduisant dans les narines, au moyen d'une plume, l'alcali volatil, la teinture volatile de valériane : on peut aussi se servir d'une plume pour chatouiller le gosier. Lorsque le principe de vie est fort engourdi, c'est, ce me semble, une pratique vicieuse, que d'avoir recours à des odeurs très-actives : cela est au moins inutile dans les premiers momens. Il n'en est pas ainsi dans les défaillances ordinaires, où la membrane pituitaire conserve sa sensibilité. Après que nous aurons continué, pendant quelque tems, les frictions, l'application de la chaleur et l'insufflation de

---

» nomènes que produisent les muscles de la respiration, » afin d'exciter le sang à circuler dans les poumons, et » finalement de trouver son chemin à l'oreille droite du » cœur, pour que cet organe puisse faire ses fonctions. Il » faut continuer cette opération pendant trois quarts-d'heure » ou plus, car c'est sur elle que nous fondons notre prin» cipal espoir, les autres moyens n'étant que subsidiaires. »

l'air dans la poitrine, nous pourrons présumer qu'il y a un mouvement qui commence à s'établir dans les fluides, et que, le principe vital commençant aussi à se réveiller, ses fonctions se rétabliront enfin, en stimulant vivement certaines parties qui sont très-sensibles.

Il ne faut pas non plus négliger de stimuler les intestins, parce qu'ils peuvent conserver, pendant long-tems, le principe de vie, et que l'irritabilité y est mise en jeu plutôt et plus facilement. On y parviendra, en faisant usage de lavemens irritans, soit avec l'eau de savon, le vin chaud, la térébenthine mêlée avec le jaune d'œuf; soit avec l'alcali volatil, les esprits aromatiques, le sel marin, le sel d'Epsom (sulfate de magnésie).

On peut ensuite tenter de faire avaler au patient quelque liquide convenable. Avant même que la déglutition puisse avoir lieu, il faut chatouiller la gorge avec une petite brosse trempée dans un peu d'eau de Cologne ou d'eau-de-vie: on promène aussi cette brosse sur la langue, l'intérieur des joues, les lèvres, pour humecter ces parties. On peut toujours stimuler le gosier par quelques moyens analogues à ceux que je viens de rapporter, afin d'exciter des nausées, pour faire contracter le diaphragme. Si l'on réussit, par ces moyens, à rappeler la déglutition, on fera avaler du vin chaud, avec quelques épices ; de l'eau-de-vie mêlée d'eau tiède ; et l'on donnera, de tems en tems, des cordiaux. Si la déglutition ne peut se faire, on usera d'une soude creuse, que l'on introduira assez avant dans l'œsophage, et au moyen de laquelle on pourra faire passer, dans l'estomac, les liqueurs ci-dessus indiquées.

Il y a des cas qui exigent la saignée ; il y en a d'autres où elle ne doit pas être pratiquée : c'est la présence ou l'absence de la chaleur du corps qui doit nous faire adopter ou rejeter ce moyen. Nous avons employé jusqu'ici des stimulans gradués pour réveiller la sensibilité · si elle ne se manifeste pas, la saignée est inutile. Les personnes que l'on doit saigner sont celles qui ont la face rouge ou violette, dont les membres sont flexibles et chauds. S'il y a des cas où la saignée est indispensable, c'est lorsque le corps commence à se réchauffer, que l'on sent quelques battemens de cœur, etc. La saignée est utile alors, pour diminuer l'accumulation du sang qui s'est faite dans l'oreillette et le ventricule droits et dans les veines caves ; mais il ne faut jamais la tenter, tant que le corps est froid et qu'il ne donne aucun signe de vie. D'ailleurs, dans ce cas-ci, on parviendrait difficilement à avoir quelques gouttes de sang. Lorsque la saignée est indiquée, on doit ouvrir de préférence la jugulaire. C'est au Médecin à juger de la quantité de sang que l'on doit tirer. Cependant, il est plus avantageux de faire deux petites saignées, que d'en faire une seule copieuse.

Si les moyens d'excitation que j'ai exposés jusqu'ici manquaient leur effet, ne pourrait-on pas essayer la commotion électrique à la région précordiale ? Ne ferait-on pas mieux encore de préférer le galvanisme, comme étant un stimulus plus puissant ? Je traiterai tout-à-l'heure de ce moyen, et je rappellerai les témoignages de célèbres Médecins, d'après lesquels il y a tout lieu de croire que le galvanisme est le plus puissant de tous les stimulans, dans les cas de morts apparentes.

On peut aussi exciter le nerf auditif, en employant un instrument qui donne des sons forts et aigus, comme le cor de chasse. Ce moyen, qui n'est plus en usage aujourd'hui, pourrait avoir ses avantages. En effet, s'il est utile de stimuler les nerfs des narines, du pharynx, pour provoquer les contractions du diaphragme, il ne le serait pas moins d'ébranler le nerf auditif, qui, par ses communications avec d'autres nerfs, peut réveiller la sensibilité générale, lorsqu'elle est dans un état de stupeur. Ainsi, la conclamation usitée chez les anciens, vis-à-vis des morts, était, selon moi, d'une grande utilité. J'en parlerai dans un article qui suivra ce que j'aurai dit sur le galvanisme.

Lorsqu'aucun signe de vie ne se manifeste après cinq ou six heures de soins assidus, il est inutile de les continuer plus long-tems ; cependant, il faut visiter le corps de tems à autre, et, si la putréfaction ne s'établit pas dans le tems ordinaire, il faut répéter nos moyens : car il y a certains cas où la vie peut rester suspendue pendant plusieurs jours, comme cela est prouvé par beaucoup d'observations.

Le galvanisme, que je considère comme une modification de la matière électrique, nous promet les plus heureux succès, dans les cas de morts apparentes, d'après les expériences du professeur Aldini et d'autres hommes célèbres. Il est certain que l'on excite, par ce moyen, des contractions violentes des muscles d'un animal, peu de tems après la mort. On a déjà guéri,

par le galvanisme, des maladies qui avaient ré-
sisté aux moyens curatifs ordinaires. Ainsi, cette
branche de la physique, qui promet tant à l'art
de guérir, doit être cultivée avec soin. Sans
doute le tems et les expériences nous feront découvrir toutes les admirables propriétés de ce
fluide, et les Médecins sauront en tirer parti
pour l'avantage de l'humanité. Peut-être ces
expériences nous ramèneront-elles à l'électricité, dont l'application à la médecine est aujourd'hui trop négligée. Nous aurions alors deux
puissans remèdes, dignes de fixer l'attention et
d'exciter les recherches de tout homme jaloux
de se distinguer. Il y a, sans doute, des maladies légères, que l'électricité guérirait radi-
calement : il y en a de graves, qu'elle pourrait
soulager. Le fluide électrique offre des phénomènes assez différens du fluide galvanique, d'autant que le premier agit par son intensité, et
l'autre par sa quantité. Le galvanisme, outre
l'utilité dont il peut être dans les maladies, est
encore un puissant agent chimique, au moyen
duquel des décompositions s'opèrent avec une
promptitude surprenante, et plus aisément qu'a-
vec l'appareil électrique. Il paraît donc qu'on
pourrait s'en servir utilement dans l'examen ana-
lytique

lytique des minéraux. Mais tout cela tient à la physique proprement dite, et n'est pas de mon sujet.

Lorsqu'on réfléchit sur les effets surprenans du galvanisme appliqué aux mus les des animaux privés de la vie, on est fondé à croire que ce fluide, employé dans une quantité convenable, contribuera à rappeler la vie, lorsqu'elle n'est que suspendue, et à guérir un grand nombre de maladies. Si le galvanisme est le plus puissant stimulus que nous possédions, il doit être employé très-efficacement dans les maladies accompagnées d'un défaut manifeste d'irritabilité ; mais, en employant un moyen aussi énergique, nous devons toujours avoir égard au tempérament du sujet, à son âge, à son sexe et à sa constitution plus ou moins irritable. Lorsqu'un malade est faible, lorsque la fibre musculaire est délicate et relâchée, il y aurait de l'imprudence à stimuler trop vivement : car la faiblesse qui s'ensuivrait pourrait mettre en danger la vie de l'individu. On observe qu'une forte commotion, excitée par le galvanisme, est ordinairement suivie d'une lassitude qui dure douze à quinze heures. On doit craindre aussi que des commotions réitérées ne causent des

inflammations aux organes délicats, par exemple, aux yeux ou à la membrane pituitaire.
Dans l'état de vie, il y a une irritabilité naturelle,
qui peut être trop excitée dans les affections nerveuses de la langue, des oreilles, des yeux, etc.
Mais, lorsqu'il s'agit d'un asphyxié ou de toute
autre personne dont la mort est apparente, l'irritabilité naturelle ne subsiste plus, et par conséquent on peut exciter, sans danger, de fortes
commotions : il en faut même de très-vives pour
réveiller l'irritabilité, qui, alors, est presque
anéantie. Nous voyons par-là que, quand il y a
grande débilité, sans irritabilité sensible, comme dans les paralysies, le galvanisme promet de
grands avantages ; et qu'au contraire, les commotions doivent être ménagées, lorsqu'il y a
beaucoup d'irritabilité, accompagnée d'une grande faiblesse : on sent, d'ailleurs, qu'il ne faut
jamais perdre de vue la nature de l'organe sur
lequel on opère.

Dans le cas où la mort est douteuse, on a
proposé de se servir du galvanisme, comme
d'une pierre de touche qui fait voir si la mort
est réelle ou apparente. Alors on place l'extrémité d'un arc composé de deux métaux sur un
nerf que l'on a mis à nu, par une incision faite

à la peau, tandis que l'autre extrémité est posée sur un muscle ; puis on fait jouer la batterie galvanique. Si ce muscle entre en convulsion, c'est un signe que l'irritabilité subsiste ; sinon, le principe vital est décidément anéanti. On doit, en faisant cette expérience, débuter par des commotions modérées ; ensuite, on en excitera de plus fortes : car, si on donnait, dès l'abord, des commotions violentes, on courrait risque d'éteindre un reste de principe vital qui subsistait auparavant.

Le galvanisme n'agissant pas moins sur les organes des sens, que sur les muscles, ne serait-il pas plus avantageux de commencer par stimuler les nerfs olfactifs, linguaux, auditifs, pour arvenir à exciter des contractions du diaphragme, que de perdre du tems à stimuler d'autres parties, qui ne peuvent rappeler que d'une manière indirecte et éloignée l'irritabilité des organes de la respiration et de la circulation ?

J'ai observé, dans un chapître précédent, qu'il est très-important de rappeler l'irritabilité de l'organe de l'ouie et celle de la membrane pituitaire, lorsqu'on a lieu de croire que les nerfs de ces organes ne sont pas paralysés ; par exemple, dans les morts apparentes, où il n'y a aucune lésion topique ni organique.

La sensibilité des personnes que l'on soumet aux expériences galvaniques ne se rétablit pas sur-le-champ, mais par degrés, quoique le stimulus n'augmente pas en activité.

On a observé que l'ammoniaque secondait beaucoup l'action du galvanisme : en conséquence, dans les cas très-graves, on emploiera ces deux moyens simultanément.

Les muscles qui servent aux mouvemens volontaires sont capables de se contracter par l'application du stimulus galvanique, lors même qu'il ne produira aucun effet sur le cœur.

Le professeur Aldini a expérimenté que le galvanisme augmentait l'efficacité des moyens communément usités dans les cas de morts apparentes. Si le cœur reste sans mouvement, lorsque les muscles dépendant de la volonté se contractent par l'effet du galvanisme, il n'en faut pas conclure que l'emploi de cet agent soit inutile. Au contraire, l'agitation violente des muscles peut, en excitant la circulation, rappeler les mouvemens du cœur, et, par suite, la respiration, dont on peut d'ailleurs favoriser le retour, en introduisant de l'air dans les poumons. M.ʳ Blicke a proposé de plonger le corps

dans un bain d'eau salée, pour que le fluide galvanique fût distribué également à toute la surface du corps. Ce moyen nous paraît avantageux
sous un double rapport : il favorise l'action du
galvanisme, et il donne de la chaleur au corps.
Or, dans presque toutes les asphyxies, le corps
est très-froid et a le plus grand besoin d'être
réchauffé.

Nous avons déjà dit que l'ouïe survivait aux
autres sens, et que cette faculté subsistait lorsque les fonctions vitales, animales et naturelles,
étaient suspendues ou semblaient être anéanties.
C'est d'après cette considération que les Romains
et d'autres peuples de l'antiquité avaient établi la
cérémonie de la *conclamation*, qui consistait à
appeler trois fois, à haute voix, la personne
réputée morte, après avoir fait des aspersions
d'eau froide sur sa figure. Il est évident que
cette pratique était très-sage, quoiqu'en disent
Lucien et Erasme, qui la regardent comme ridicule. Elle avait pour but de constater la mort
et d'éviter d'enterrer vives des personnes asphyxiées ou tombées en syncope, comme le dit
très-sagement Calepin, au mot *Conclamare*. De
là cette expression métaphorique usitée chez les
Latins : *Conclama.um est ;* on a crié trois fois,

et le mort a été sourd aux cris des assistans,
pour dire : *C'en est fait, il n'y a plus d'es-*
poir (*). Une coutume à-peu-près semblable
subsiste encore dans quelques cantons de l'Irlande : les parens, les amis du défunt entourent
le corps et poussent des cris lugubres, en lui
souhaitant un bon voyage pour l'autre monde.
Cette espèce de conclamation s'appelle *Irish-*
howl, lamentation Irlandaise. Au rapport de
Bruhier, un usage presque pareil est suivi dans
quelques provinces de France.

Il y avait aussi la conclamation par les instrumens, comme la trompette, le cor. On prétend que l'inventeur de la trompette fut un certain Tyrrhénus, qui assemblait les parens et les
amis du défunt, au son de cet instrument ; afin

(*) C'était une coutume chez les Romains, de crier aux
morts (*conclamare*) ; et en vérité, cette coutume avait son
avantage. L'ouïe est un sens qui subsiste lorsque les autres
sens sont comme engourdis. Cela est prouvé par les catalep-
tiques, qui nous diront tout ce qui s'est passé autour d'eux,
dans le paroxysme de leur maladie. « *Conclamabant mor-*
» *tuos, per intervalla, qui in re præsenti erant apud Ro-*
» *manos ; hoc est, mortui nomen claris vocibus ore plu-*
» *rium iterabant ; quoniam (dit Celse) solet plerumque*
» *vitalis spiritus exclusus putari, et homines fallere : ideò*
» *que simul conclamabant, si fortè revivisceret.* »

qu'ils vissent par eux-mêmes que la personne avait succombé à une maladie naturelle, et n'était pas périe d'une mort violente.

Nous pouvons conclure, de ce qui vient d'être dit, que les anciens avaient parfaitement senti l'avantage qui pouvait résulter du stimulus de l'organe de l'ouïe, dans tous les cas de maladies qui peuvent en imposer pour une mort réelle, et que la conclamation était un assez bon moyen de lever le doute qu'ils pouvaient avoir sur la réalité de la mort.

Je suis très-persuadé qu'en stimulant vivement l'organe de l'ouïe, on pourrait parvenir à réveiller l'irritabilité générale. Cette pratique, que je me propose de faire revivre, a été négligée par les modernes. Nous avons recours à des sternutatoires violens : à la vérité, cette pratique est bonne ; car les odeurs fortes et piquantes excitent l'irritabilité du nerf olfactif. Tout autre organe devrait aussi être excité par l'application de son stimulus naturel : par exemple, des substances âcres, aromatiques, devraient être mises dans la bouche. Quant à l'organe de l'ouïe, il faudrait l'exciter par des sons.

Les douces vibrations de l'air flattent agréablement l'organe de l'ouïe : c'est dans la douceur des sons que l'oreille trouve ses délices , comme la langue dans l'impression légère que font sur elle certaines substances, etc. Lorsque la quantité d'air mis en mouvement par un corps sonore est considérable, l'impression sur l'oreille devient très-vive , suivant la force ou l'étendue des vibrations. Quelqu'un qui a la voix forte flattera beaucoup l'oreille , en modérant l'impulsion de l'air dans son gosier, et vous étourdira , s'il fait des vibrations fortes. Un instrument à vent, qui agite beaucoup l'air , fera un bruit insupportable, s'il est placé près de l'oreille, et cet air, fortement agité , portera le son au loin. C'est pour cette raison que le cor, ou la trompe de chasse , en agitant l'air fortement , conviendrait pour réveiller le nerf auditif, dans les cas de suspension de la vitalité. Quant aux sons euxmêmes , ils paraissent être produits chacun par un fluide particulier, capable de faire des vibrations différentes, comme les notes de la musique: chaque ton met en mouvement un fluide particulier, et l'oreille peut percevoir tous les tons à la fois.

L'ouïe est même une faculté plus parfaite , en son genre, que la vue. En effet, elle distingue toutes les variations des sons , dont on a fait une science que l'on appelle *musique*.

L'homme a l'ouïe moins fine que certains ani-maux, qui peuvent dresser d'ailleurs la conque de leurs oreilles, et la diriger du côté d'où le son vient.

On sait que la musique a un pouvoir prodi-gieux sur l'homme dans l'etat de santé, et qu'elle a souvent opéré la guérison de plusieurs ma-ladies. Y aurait-il donc de la témérité à assurer qu'elle pourrait contribuer à réveiller le principe vital, lorsque la vie est anéantie en apparence?

Si l'on se sert d'une trompette ou d'un cor de chasse pour stimuler l'oreille, on doit tenir ou-verte la bouche du patient, afin que le son entre aussi par la trompe d'Eustache. Quand les an-ciens faisaient la cérémonie de la conclamation, ils découvraient la poitrine; mais je ne vois pas l'utilité de cette pratique. On pourrait aussi in-troduire dans l'oreille le suc de quelques racines âcres, par exemple, de l'ail. Mais je préfère le stimulus naturel, qui est le son.

Je termine ici l'exposé des moyens généraux: maintenant il me reste à en faire l'application aux cas particuliers. On se rappellera ici que j'ai divisé les morts apparentes en deux classes; que j'ai rangé dans la première celles qui sont produites par des causes internes, et, dans la seconde, celles qui sont occasionnées par des causes externes. Je vais suivre l'ordre que j'ai établi dans la nomenclature nosologique qui se trouve placée au commencement de cette troisième partie.

J'avertis que je ne prétends point parler de la méthode de traitement qui convient à telle ou telle maladie, qui a été suivie d'une mort apparente ; mais, que je propose uniquement les moyens qu'il convient d'employer dans le cas de cette mort, en ne perdant toutefois pas de vue la maladie ou la cause qui y a donné lieu.

LA SYNCOPE.

La Syncope ou l'évanouissement, est une diminution ou prostration subite de toutes les forces vitales et animales. Le pouls, la respiration, le mouvement musculaire, le sentiment et la chaleur, sont tellement diminués, que le malade n'a point la conscience de son existence, et que la vie semble, en quelque façon, s'être éclipsée. Une faiblesse mortelle, que l'on nomme asphyxie *finale*, succède ordinairement à la syncope. Les causes les plus communes de cette maladie sont :

1.º *Une douleur vive.* Les douleurs aiguës que l'on éprouve dans la cardialgie et dans certaines espèces de coliques occasionnent souvent un état de syncope, qui, pour l'ordinaire, fait cesser les douleurs. Il paraît que la chûte des forces sensitives succède presque toujours à leur excitation, lorsque celle-ci a été portée à un degré majeur. On a vu des malheureux, appliqués à la question, tomber dans un profond sommeil, immédiatement après avoir souffert les tortures les plus violentes. Cette espèce n'exige l'application des remèdes généraux, que lorsqu'elle ne se dissipe pas au bout de quelques minutes.

2.º *La Pléthore.* La face est d'un rouge livide avant l'accès, et il n'y a d'ailleurs aucun symptôme d'apoplexie. Il faut ici avoir recours à la saignée et aux lavemens stimulans.

3.º *L'hystérie, l'hypochondriasie.* On emploiera les antispasmodiques fétides, comme le castoreum, l'asa fœtida, la fumée de la plume ou du cuir brûlés, l'alcali volatil, etc. *Apud mulieres, intervulsio pilorum pudibundæ partis sæpè paroxysmum solvit.*

4.º *Le polype du cœur, l'anévrisme de ses oreillettes, de ses ventricules; l'anévrisme de l'artère aorte.* C'est le cas de faire de petites saignées, et de donner des purgatifs rafraîchissans. On prescrira le repos le plus absolu. De Haën prétend que les personnes qui sont attaquées d'un polype au cœur se trouvent bien de l'usage habituel du rob de sureau.

5.º *L'hydrocardia* ou *l'hydropisie du péricarde.* Cette maladie n'a point de symptômes pathognomoniques, quoiqu'en disent Senac et Schreiber ; mais l'ouverture des cadavres des personnes qui avaient essuyé plusieurs accès de syncope, prouve que cette maladie peut avoir pour cause une collection d'eau dans le péricarde. On appliquera ici les remèdes généraux.

6.º *Les évacuations excessives.* On emploiera les cordiaux ; la fumée d'une noix muscade brûlée, reçue dans les narines, et un stimulus très-puissant dans cette circonstance.

7.º *Les passions de l'ame.* On aura recours aux frictions, aux aspersions d'eau froide, aux spiritueux, à l'exposition à l'air libre. Il y a des cas où la saignée sera nécessaire, par exemple, dans la syncope qui est la suite d'un accès de colère.

8.º *La rupture soudaine d'un abcès interne.* L'ouverture subite d'un abcès au foie, au pancréas , à l'estomac, au poumon , est presque toujours accompagnée d'une défaillance qui se termine par la syncope. On se servira de cordiaux et de spirituenx.

L'Apoplexie, l'Épilepsie, la Catalepsie.

Ces causes seront combattues par les mêmes moyens. Il sera toujours utile d'user de frictions sur les extrêmités , de bassiner les tempes et le front avec du vinaigre froid , et d'essayer de faire avaler quelques gouttes d'ammoniaque. Les malades doivent être exposés à l'air libre.

L'Esquinancie.

Cette maladie apportant un obstacle au passage de l'air dans la trachée-artère, il est nécessaire de scarifier les amygdales, pour procurer leur dégorgement, ou de les percer, pour en évacuer le pus. Par ce moyen , on peut prévenir l'étouffement dont le malade est menacé. Mais, lorsque l'inflammation et le gonflement de ces glandes sont poussés à un tel point , qu'il y a lieu de craindre la suffocation, je voudrais que l'on pratiquât l'opération de la trachéotomie , ici, comme dans tous les cas où une obstruction quelconque empêcherait l'entrée de l'air dans

des bronches : je suis persuadé que cette opération sauverait la vie à plusieurs personnes.

L'Accouchement.

Une femme en travail est souvent prise de
convulsions, suivies d'une syncope ; et, si les
secours ne sont pas administrés de suite, cette
syncope se termine par une apoplexie mortelle.
Il faut faire une ou deux saignées, et tâcher
de délivrer la mère le plus tôt possible.

Le Fétus mort dans la Matrice.

On donnera des cordiaux, des emménago-
gues, des antiseptiques, et l'on extraira au plus
vîte l'enfant.

La Coqueluche, la Croup.

Souvent des personnes sont dans un état de
mort apparente, à la suite de la croup ou d'un
accès de coqueluche. On leur soufflera de l'air
dans les bronches ; on fera des aspersions d'eau
froide sur la figure ; on irritera la membrane
pituitaire ; on appliquera la chaleur aux plantes
des pieds et à l'épine du dos. Quoiqu'il y ait,
dans ces cas-là, beaucoup de matières visqueuses dans les bronches, les poumons sont

en outre engorgés de sang ; et c'est pour cela qu'il faut quelquefois pratiquer la saignée et faire prendre des bains de jambes. On prescrira aussi la limonade, l'oxycrat et d'autres boissons rafraîchissantes et nitrées. Les personnes qui ont de l'embonpoint et qui commettent des excès dans le boire et le manger, éprouvent souvent des suffocations qui exigent les remèdes que je viens d'indiquer. Une saignée de la jugulaire pourrait leur être utile.

LE SPHACÈLE.

La syncope produite par cette cause est décidément mortelle. Néanmoins il sera toujours prudent de mettre en pratique nos moyens généraux.

LA LÉTHARGIE.

Les affections comateuses se terminent le plus souvent par un état léthargique qui en a très-souvent imposé pour une mort réelle. On emploiera, les frictions, les esprits volatils, les bains de jambes avec la moutarde et le sel de cuisine, les vésicatoires. Quand la figure sera rouge, bleuâtre et gonflée, et que des signes de pléthore se manifesteront, on saignera au pied ou à la jugulaire, et l'on appliquera des

ventouses entre les épaules. On prescrira des
boissons acidules, des lavemens apéritifs et
rafraîchissans ; enfin, l'on aura soin d'exposer
le corps au grand air ; et, si les poumons paraissent avoir cessé leurs fonctions, on y injec-
tera de l'air, au moyen de la sonde creuse et
du soufflet, de la manière que nous l'avons exposé, en traitant des moyens généraux.

LA FAIM.

Combien n'y a-t-il pas de malheureux dans
les très-grandes villes, par exemple, Londres
et Paris, qui ne sont pas suffisamment nourris,
ou qui n'usent que d'alimens très-mauvais, de
peu de suc, et incapables de réparer les pertes
continuelles de l'économie animale ? Ces infortunés sont maigres, pâles, cachectiques, faibles :
leur sang est ténu, âcre, scorbutique, etc. On
les voit souvent venir aux hôpitaux, débiles,
languissans, décolorés, pouvant à peine se soutenir. Ces pauvres gens sont sujets à la syncope
causée par l'inanition. Si on leur donnait sur-
le-champ des cordiaux très-actifs, des alimens
fort nourrissans, on risquerait de les faire périr.
On les restaurera d'abord avec du bouillon de
viande, des crêmes d'orge ou de riz, ou d'autres
alimens

alimens légers. A mesure que les forces se rétabliront, on augmentera la quantité des alimens,
et l'on fera choix des plus succulens.

LES CONVULSIONS, L'ÉCLAMPSIE.

Les enfans sont très-sujets aux convulsions,
à raison de la délicatesse de leurs nerfs. Elles se
terminent souvent par l'éclampsie, qui est une
sorte d'épilepsie, à laquelle succède un état apo-
plectique, que les gens du peuple nomment,
dans ce pays-ci, *catarrhe*. Il n'y a pas de maladie, si l'on en excepte la petite-vérole, qui
enlève plus d'enfans en bas âge, c'est-à-dire,
depuis leur naissance, jusqu'à l'âge de quatre
ans. Lorsqu'elle ne tue pas, elle est communément suivie d'accidens incurables, comme la dé-
mence, la paralysie, l'atrophie, les convulsions
d'un membre, le strabisme, les mouvemens
convulsifs des yeux, etc.

Lorsqu'un enfant agite ses yeux, qu'il les
tourne fixement vers le front, et que son visage
devient bleu, il est pris de l'éclampsie; ensuite
il paraît être profondément endormi : sa respiration se fait avec râlement; et alors la mort ne
tarde pas à arriver : mais, dans certains cas,
elle peut n'être qu'apparente : c'est pourquoi, il

convient toujours d'employer les moyens généraux qui tendent à rappeler la vie.

L'éclampsie est presque toujours immédiatement précédée de convulsions : ainsi, on peut
la prévenir, en combattant les causes qui irritent
le genre nerveux ; mais ces causes étant nombreuses et variées, il importe d'en saisir l'espèce et la différence, si l'on veut opérer avec
succès. Je traiterai ici de celles qui se présentent
le plus ordinairement.

1.º *La rétention du méconium et la constipation.* Un enfant nouveau-né doit faire trois
ou quatre selles par jour : autrement, le méconium, qui n'est autre chose qu'une bile épaisse
et d'un verd noirâtre, n'est pas évacué en quantité suffisante : ce qui reste contracte de l'acrimonie et irrite les entrailles. On parviendra à nettoyer les intestins, en donnant des laxatifs doux,
par exemple, l'électuaire de manne, le syrop
de rhubarbe, le syrop de chicorée composé,
auquel on peut ajouter, d'après le conseil de
van Swieten, un peu de savon blanc. Ces remèdes conviennent également lorsque le ventre
est resserré. On doit proscrire les huiles, parce
qu'elles affaiblissent l'estomac et les intestins, et
qu'elles donnent lieu, par-là, à la constipation.

2.º *Les tranchées.* Cette cause est des plus ordinaires : elle provient de la mauvaise qualité ou de la trop grande quantité de lait donné à l'enfant, ou de la faiblesse des voies alimentaires. Alors le lait s'aigrit dans l'estomac, les selles sont verdâtres, et elles exhalent une odeur aigre. Il faut, au moment de l'attaque, donner un lavement émollient. L'accès fini, l'on donnera, chaque demi-heure, plein une cuiller à café de la potion suivante, qui sera continuée jusqu'à ce que les excrémens aient pris leur couleur naturelle :

Prenez...Eau de tilleul. . . . . trois onces.
    Rhubarbe en poudre.⎞ de chaque,
    Magnésie blanche... ⎠ huit grains.
    Teinture anodyne.. . six gouttes.
    Syrop de chicorée composé, ½ once.
                M.

3.º *Un mouvement de colère qui agite la mère ou la nourrice.* Cela peut altérer le lait au point de lui donner une qualité vénéneuse. On a vu des enfans périr subitement ou devenir épileptiques, immédiatement après avoir pris le sein d'une nourrice qui était dans un accès de colère. Il faut sur-le-champ donner un lavement à l'enfant, et l'envelopper de serviettes imbibées de vin de Bourgogne ou de tout autre vin généreux, que l'on aura chauffé suffisamment. Lorsque l'accès sera passé, on fera prendre de doux laxatifs.

4.º *La dentition.* Cette cause est des plus ordinaires. On donnera un lavement préparé avec un jaune d'œuf délayé dans quatre onces de lait chaud. On aura soin de tenir le ventre libre ; car il est bon d'observer que les enfans qui font des dents ne sont guères sujets aux convulsions ni à l'éclampsie, tant que le ventre est relâché. Lorsque les grands accidens auront cessé, et que l'enfant pourra avaler, il sera utile de lui faire prendre un peu de syrop diacode.

5.º *Une gale rentrée.* Cette cause est facile à reconnaître. Pendant l'attaque, il ne faut qu'un lavement : lorsqu'elle est passée, il sera à propos de faire prendre, tous les jours, à la nourrice, un peu de fleur de souffre dans de l'eau tiède ; ou bien, toutes les trois heures, plein une cuiller à bouche de la mixture suivante :

Prenez...Camphre. . . . . . demi-dragme.

  Sucre blanc. . . . } de chaque,

  Mucilage de gom. ar. } une dragme.

Broyez dans un mortier ; ajoutez :

  Eau de fleurs de la

reine des prés . . . six onces.
Syrop de framboise. . 1 once $\frac{1}{2}$.
Mélez le tout.

Outre cela, on tâchera de faire prendre à l'enfant, une ou deux fois par jour, un grain de musc trituré avec dix grains de sucre : si la gale ne reparaît pas, on lui fera porter les linges d'un galeux.

6.º *Les fièvres éruptives.* Il n'est pas rare de voir les enfans attaqués de convulsions ou d'éclampsie avant l'éruption. Ces accidens sont d'un bon augure, et il ne faut pas s'en effrayer.

7.º *Les vers.* Cette cause produit une éclampsie violente et sujette à récidive. On a observé que les enfans n'étaient pas exposés aux vers, tant qu'ils ne vivaient que du lait de leurs nourrices. Autant l'éclampsie vermineuse est violente, autant il est facile de la faire cesser. On donnera sur-le-champ un lavement de lait tiède avec quelques grains de sel. Quoique le lavement suffise pour faire cesser l'attaque, il n'y a pourtant pas de guérison à espérer, si les vers ne sont expulsés du corps. En conséquence, on donnera des amers, de l'eau de rhubarbe sucrée ou miellée, des anthelmintiques, etc.

8.º *La pierre dans la vessie.* On aura lieu de

croire qu'une pierre est dans la vessie, si l'enfant crie en urinant, s'il éprouve de la douleur et une certaine pesanteur au périnée, si le jet de l'urine s'arrête tout-à-coup ; enfin, on peut s'assurer aisément de la présence de la pierre, en introduisant le doigt dans le rectum. Pendant l'attaque, on emploiera les clystères adoucissans. L'accès fini, on fera prendre l'infusion de semences de lin, des bains, des parégoriques, etc. Mais ces moyens n'étant que palliatifs, il est plus sûr d'en venir à l'opération de la lithotomie ; et il est prudent de ne pas la différer, afin que la pierre n'augmente pas de volume.

9.° *Des narcotiques donnés imprudemment à l'enfant.* Les nourrices paresseuses et qui aiment à dormir font prendre à l'enfant de la thériaque, du syrop de pavot et d'autres remèdes où il entre de l'opium. Toutes ces drogues constipent l'enfant, poussent le sang à la tête, et occasionnent l'éclampsie. On excitera sur-le-champ le vomissement, en chatouillant le gosier avec la barbe d'une plume trempée dans de l'huile : on donnera un lavement avec du sel ; on appliquera des sinapismes aux pieds ; on bassinera la tête avec du vinaigre chaud. Si ces moyens ne réussissent pas, on mettra les sangsues au col, aux

tempes ; enfin, on tâchera de faire avaler à l'en‑
fant de l'eau vinaigrée. Quand la déglutition
sera rétablie, on fera prendre quelque doux
vomitif.

On peut remarquer, d'après tout ce que je
viens de dire, que les causes les plus ordinaires
de l'éclampsie sont les tranchées, la dentition et
les vers ; que, dans tous les cas, les lavemens
sont le meilleur moyen curatif pendant l'accès ;
qu'il est presque toujours utile d'appliquer les
sangsues, ainsi que d'envelopper le corps de
l'enfant dans un linge imbibé de vin ; ou d'eau‑
de-vie, à défaut de vin. Je terminerai ce que
j'avais à dire sur l'éclampsie, en parlant de deux
autres espèces qui ont été observées par M.ʳ
Madin, Docteur en Médecine, exerçant en cette
ville.

10.º *La pléthore.* Les enfans d'un à trois ans,
dont la peau est très-fine, la tête grosse, le blanc
des yeux grisâtre, le visage peu ou point coloré,
le col court, la poitrine large, la respiration un
peu gênée, l'embonpoint considérable et le som‑
meil profond, sont très-sujets à une espèce d'é‑
clampsie, qui est occasionnée par la pléthore
sanguine, c'est-à-dire, par une trop grande
abondance de sang. Cette maladie se termine

presque toujours par une apoplexie foudroyante,
dont Mr Madin n'a jamais vu aucun enfant ré-
chapper. Mais, comme le concours des signes
que nous venons d'exposer dénote certainement
une disposition prochaine à cette espèce d'é-
clampsie, on doit s'attacher à la prévenir, en
donnant à l'enfant des nourritures légères, en
lui faisant prendre de l'exercice à l'air libre, et
en le purgeant de tems en tems. Il conviendra
aussi d'appliquer souvent les sangsues au col et
aux tempes, et principalement d'employer tous
les moyens capables d'entretenir une grande liberté du ventre.

11.° Mr Madin a vu aussi périr du catarrhe
un enfant que l'on couchait habituellement dans
un lieu adossé contre une muraille très-humide.
Il pense, avec raison, que cette maladie a été
occasionnée par une suppression de la transpi-
ration du cuir chevelu. Ce Médecin ouvrit le
petit corps et trouva tous les viscères de la poitrine et du bas-ventre sains et dans l'état naturel. La maladie avait son siège dans la tête,
car la membrane arachnoïde était infiltrée et
présentait l'aspect et le brillant des feuilles de la
glaciale, à raison de la sérosité limpide dont
ses cellules étaient remplies.

De fortes convulsions peuvent chez les adultes causer une mort apparente. Il faut employer ici les moyens généraux, et s'attacher ensuite à combattre la cause de la maladie, pour prévenir une rechûte. Je me rappelle d'avoir vu, à Lakenheath, en Angleterre, un jeune homme attaqué de convulsions atroces et générales, dont on ignorait la cause. Elles cessèrent pendant deux ou trois heures et revinrent beaucoup plus violentes qu'auparavant. Le malade fut pris ensuite d'une défaillance, suivie d'un état syncoptique qui fit croire qu'il était réellement mort.

Cependant, au moyen des frictions, des lavemens irritans, des aspersions d'eau froide, de l'exposition à l'air libre, ses parens parvinrent, au bout de quatre heures, à le rappeler à la vie. Je soupçonnai la présence des vers, et lui ordonnai, deux jours après l'accident, la *siliqua hirsuta* et l'huile de palma-christi. Ces remèdes firent évacuer beaucoup de matières glaireuses et de vers. En conséquence, je fis continuer l'usage de ces médicamens, qui firent cesser totalement les convulsions qui avaient encore paru, et j'obtins une guérison radicale, au moyen des remèdes stomachiques et d'un calmant que je fis prendre le soir, pendant quelques jours.

Je passe aux cas de la mort apparente produite par des causes externes.

CHUTES, COMMOTIONS, COUPS.

C'est un homicide que d'enterrer des personnes
qui ne donneraient aucun signe de vie, après
avoir essuyé ces sortes d'accidens. La vie peut
être suspendue chez elles, pendant plusieurs
heures, et on peut la rappeler, en pratiquant
nos moyens généraux, dont l'utilité doit être
reconnue dans tous les cas d'une mort apparente.
On aurait tort de croire que la seconsse et le
choc violent qui ont enrayé le mouvement des
fluides, et qui sont suivis d'un réfroidissement
du corps, ont occasionné une mort réelle. La
putréfaction du corps est ainsi que je crois l'avoir démontré, le seul signe indubitable de la
mort ; et, tant que ce signe ne s'observe pas,
il ne faut jamais désespérer de la vie d'un
homme. Dans les cas dont nous traitons, on s'attachera à rétablir la chaleur, afin d'obtenir le
rétablissement de la circulation. Un coup violent
porté sur le ventre, l'estomac ou la poitrine,
peut suspendre sur-le-champ les fonctions vitales, en faisant cesser le jeu du diaphragme. Le
sang se porte alors vers la partie lésée et y dé

termine une ecchymose ou une inflammation.
Saignons alors copieusement, si l'individu est
encore chaud : sinon, différons la saignée,
jusqu'à ce que la chaleur soit rappelée, et employons, pour la faire renaître, les frictions
douces, les bains tièdes, l'introduction de l'air
dans les poumons, les irritans au nez, à la gorge,
les lavemens stimulans, etc. Lorsque le corps
sera réchauffé, nous pourrons employer la saignée, pour prévenir les stases et l'inflammation.
L'air libre, les aspersions d'oxycrat et les frictions, seront de la plus grande utilité. Quant aux
légères modifications que la différence des cas
particuliers doit apporter au traitement général,
c'est au Médecin à les apprécier.

CORPS ÉTRANGERS ARRÊTÉS DANS LA GLOTTE, LA TRACHÉE-ARTERE ET L'ŒSOPHAGE.

Un Médecin doit toujours rechercher les causes
qui ont donné lieu à la cessation soudaine des
fonctions vitales. Il est clair qu'il y a des cas où
l'application des remèdes généraux serait infruc-
tueuse, si s'on n'attaquait directement la cause
qui produit une mort apparente. Comment, par
exemple, rétablira-t-on la respiration, la déglu-

tition, qui sont empêchées par un corps étranger qui obstrue la glotte ou l'œsophage, si l'on n'a recours aux moyens capables de l'extraire?

Des corps étrangers, comme des épingles, des aiguilles, que l'on tient imprudemment dans la bouche, tombent dans la glotte et peuvent causer une suffocation mortelle, si les secours de l'art ne sont pas administrés à tems. Certains alimens, une arrête de poisson, une esquille d'os, etc., peuvent s'arrêter dans l'œsophage, sans pouvoir descendre dans l'estomac. Les enfans sont très-exposés aux accidens de cette nature, et les adultes n'en sont pas exempts. Un morceau de viande assez considérable, avalé goulûment ou sans être mâché, restera au fond du pharynx, sans avancer ni reculer, et comprimera le tube aérien qui se trouve immédiatement placé au devant. Ce tube pourra être comprimé au point de refuser tout passage à l'air, la respiration sera interrompue; de-là une suffocation mortelle, précédée des angoisses les plus terribles.

Lorsque l'œsophage est obstrué par un corps étranger, il faut de toute nécessité extraire ce corps, ou le faire descendre dans l'estomac. Le premier moyen doit toujours, autant toutefois qu'il est possible, être préféré au second, surtout s'il s'agit d'épingles, de morceaux de verre ou de tout autre corps dur, pointu, anguleux, qui peuvent occasionner différentes lésions mécaniques de l'estomac, la gastrodynie, la gastrite, le vomissement, l'inflammation ou le sphacèle de ce viscère.

La chirurgie a inventé divers instrumens pour extraire des corps arrêtés dans l'œsophage : il en est un très-ingénieux, de l'invention du Docteur Clarke, pour extraire les épingles, les aiguilles ou les arrêtes de poisson. On introduit encore, dans le gosier, une éponge fixée au bout d'une baleine. On peut consulter, à ce sujet, les mémoires de l'Académie de Chirurgie et l'avis au peuple, de Tissot.

Si ces moyens ne réussissent pas, nous avons pour ressource l'œsophagotomie ; mais cette opération doit être faite par un chirurgien très-habile et très-exercé dans son art. Elle a réussi plusieurs fois sur des animaux. Roland et Goursaud, en France, l'ont pratiquée sur l'homme avec succès ; et récemment Mr Blair, en Angleterre, vient de faire la même opération.

Si un corps étranger est tombé dans la glotte (il est très-rare qu'il passe au-delà du larynx

et tombe dans la trachée-artère), le danger est
encore plus grand. Il faut alors en venir à la
laryngotomie, pour extraire le corps étranger
qui se trouve assez ordinairement niché dans
un des ventricules du larynx. Cette opération,
qui paraît effrayante est fort simple, peu douloureuse et n'entraîne après elle aucune suite
fâcheuse.

La bronchotomie, ou plutôt la trachéotomie,
est encore utile, lorsque le défaut de respiration provient de la compression que l'œsophage,
dilaté par un corps étranger, qu'il est impossible de déplacer, exerce sur la trachée-artère.

Il est clair que, si ces sortes d'accidens sont
accompagnées ou suivies d'inflammation, d'un
gonflement livide de la face, et d'une suffocation
causée par la stase du sang dans le poumon, il
faudra avoir recours à la saignée, aux lavemens, etc.

LA STRANGULATION.

Elle peut occasionner un état d'asphyxie ou
de mort apparente, qui exige l'ouverture de
l'artère temporale ou de la veine jugulaire, et
l'insufflation de l'air dans les poumons, en
même tems que l'on emploie les moyens géné-

raux que nous avons établis. Si l'on ne peut parvenir à faire passer la sonde creuse dans la trachée-artère, il ne faudra pas hésiter à faire au plutôt l'opération de la laryngotomie.

LA SUBMERSION.

On traitera les noyés d'après la méthode générale que nous avons exposée.

L'ÉTOUFFEMENT.

Cet accident peut avoir lieu, lorsque le corps, pendant le sommeil, est surchargé de couvertures. Il n'est pas rare de voir des enfans étouffés dans leur berceau par un chat ou un chien. Ces animaux se couchent sur le ventre, la poitrine ou le col d'un enfant, souvent sur sa figure : ce qui l'empêche de respirer et lui cause une suffocation. J'ai vu, en Argylle-Street, à Londres, un domestique que tout le monde jugeait mourant : cela étonnait d'autant plus, qu'il s'était couché la veille fort bien portant. On le trouva, le lendemain matin, dans son lit, sans connaissance, ayant la figure bleue et très-gonflée. Il était déjà tombé trois fois en défaillance. Ayant appris qu'il était dans l'habitude de faire coucher avec lui un chien de la maison, je soupçonnai qu'il avait été asphyxié par cette cause : j'ordonnai qu'il fût mis au grand air, qu'on lui fît quelques aspersions d'eau vinaigrée à la figure, qu'on frictionnât les extrêmités avec une flanelle, et qu'en même tems on lui fît avaler des boissons acidulées : ces moyens, quoique très-simples, rappelèrent à la vie ce jeune homme qui semblait expirant. On voit, par cette observation, que l'on doit empêcher les enfans de mettre coucher avec eux des chiens ou des chats, et que la négligence ou l'indulgence des parens, à cet égard, sont très-blâmables, pour ne pas dire criminelles.

On voit encore des nourrices, des servantes, mettre coucher avec elles des enfans et les étouffer en dormant. Un particulier de cette ville a eu le malheur de perdre, de cette manière, ses deux premiers enfans. S'il reste après un tel accident, quelque peu de chaleur, il peut y avoir quelqu'espoir de rappeler à la vie ces petits infortunés : on pourra recourir à la saignée, aux frictions, aux lavemens stimulans, aux sternutatoires.

LE FROID.

La mort apparente ou l'asphyxie, causée par

le

le froid, exige une méthode particulière de traitement. Lorsque les effets sédatifs du froid ne se sont pas fait sentir sur toute la superficie du corps et sur la membrane interne des bronches, les extrémités seules se gèlent et sont disposées à se gangréner. Mais tout le corps tombe dans l'engourdissement, si la violence du froid le pénètre en entier. Il n'y a que l'application graduelle et sagement ménagée de la chaleur, qui puisse alors rappeler la vie ; et, si l'on était assez imprudent pour exposer subitement le corps à un degré de chaleur considérable, on verrait infailliblement s'établir un état de gangrène générale : car l'expérience démontre que, si l'on approche subitement du feu un membre gelé, il se fait sur-le-champ une évaporation qui augmente toujours le degré de froid dont ce membre est frappé.

Ainsi, lorsque les effets du froid se borneront aux mains, aux pieds, au nez, aux oreilles, etc., on fera tremper ces parties dans l'eau froide, ensuite dans une eau moins froide, puis dégourdie, puis tiède ; graduant ainsi la chaleur, à mesure que les membres s'échaufferont, recouvreront leur flexibilité, et que la circulation du sang s'y rétablira. On fera après cela des frictions douces sur les parties qui auront été gelées, et l'on administrera des cordiaux.

Lorsque le corps est entièrement engourdi par le froid, il faut le transporter sur-le-champ dans un endroit couvert, et l'envelopper d'une étoffe de laine, pendant que l'on prépare un bain froid : on y plongera ensuite le corps pendant cinq ou six minutes : après, on versera, mais peu-à-peu, de l'eau chaude, et on cessera d'en verser, lorsque l'eau du bain sera à 23 ou 24 degrés du thermomètre de Réaumur. On verra la rigidité du corps diminuer insensiblement, et les membres redevenir souples, à mesure que la chaleur du corps, la circulation et la respiration, se rétabliront. Pendant que le corps est dans le bain, on fait des aspersions d'eau froide sur la face, et on fait avaler de l'alkali volatil étendu dans de l'eau. On peut aussi donner des bouillons légers et quelques cuillerées de bon vin. Après que les signes de la vie ont reparu, on place le malade dans un lit modérément chaud : on lui fait des frictions sur les extrêmités, et on le met à l'usage des boissons cordiales.

On trouve souvent des personnes mortes de froid sur les routes, dans les prisons, dans les hôpitaux. Il n'est pas douteux qu'on pourrait en rappeler plusieurs à la vie, en suivant les instructions que nous venons de donner, et qui devraient être généralement connues.

La Chaleur.

Les asphyxies par la chaleur ne sont malheureusement que trop ordinaires. Les voyageurs, les moissonneurs, les faucheurs, les boulangers, les habitans des pays chauds, y sont très-exposés ; ainsi que les forgerons, les verriers, etc. Si la chaleur n'est pas trop considérable, elle occasionnera l'apoplexie, le mal de tête, le vertige, la cécité, la surdité, des hémorrhagies, etc. Dans cette espèce d'asphyxie, le sang se porte en abondance vers la surface du corps, qui devient rouge et comme érésipélateuse : il peut se fixer aussi sur un viscère, comme le cerveau, le poumon; mais il n'est jamais régulièrement refoulé vers le centre du corps. Il y a toujours, dans ce cas-ci, une pléthore artificielle, causée par la raréfaction du sang : de-là la nécessité des évacuations. Il faut que le corps soit transporté, s'il est possible, dans un endroit moins chaud. On ouvrira sur-le-champ l'artère temporale ou la veine jugulaire ; on donnera des boissons tempérantes, acidulées avec du vinaigre, et des lavemens d'oxycrat. Lorsque la personne sera revenue à elle, on lui fera suivre un régime approprié, pendant quelque tems : il est bon de la saigner de tems en tems, de la mettre à l'usage des lavemens rafraîchissans, de la limonade : enfin, le traitement antiphlogistique, dans toute son étendue, sera applicable dans ce cas-ci. L'étouffement que produisent les ouragans dans les contrées brûlantes de l'Afrique et de l'Amérique, exige le traitement que je viens d'exposer, quoiqu'il soit difficile, et, dans certains cas, impossible de trouver alors cette température de l'air dont le corps aurait besoin.

L'Ivresse.

Si les gens ivres ne sont pas tués par la quantité de liqueurs spiritueuses dont ils ont fait excès, ils sont souvent asphyxiés par l'extrême difficulté de la respiration, qui accompagne l'assoupissement carotique dans lequel ils sont plongés. La circulation et la respiration venant à s'arrêter, ces gens-là meurent, à moins que l'art ne vienne à leur secours. On emploiera, dans cette circonstance, les moyens généraux : on tâchera de provoquer le vomissement, en chatouillant le gosier avec le doigt ou la barbe d'une plume. On prescrira des boissons délayantes et des lavemens aiguisés avec du savon ou un sel purgatif.

L'Air vif des montagnes et des lieux élevés.

Cet air peut quelquefois causer une mort apparente, en nuisant singulièrement à la respiration, parce qu'il est trop raréfié. Une personne qui serait asphyxiée par cette cause devrait être transportée sur-le-champ dans un endroit où l'air a de la densité : on la frictionnera légèrement, on lui donnera des lavemens stimulans : l'air qu'elle respirera sera imprégné de la vapeur des gommes fétides, pour diminuer le spasme dont les nerfs du poumon sont saisis.

Le Méphitisme.

C'est une des causes les plus ordinaires de l'asphyxie ou de la mort apparente. On doit tirer sur-le-champ la personne asphyxiée de l'endroit méphitisé ; et, après l'avoir déshabillée et mise dans un lit, ou couchée sur une table, au grand air, on emploiera les moyens suivans :

1.º Les aspersions d'eau froide sur le corps et la figure.

2.º Les boissons d'eau vinaigrée.

3.º Des lavemens préparés avec cette eau, ou bien des lavemens laxatifs.

4.º On tâchera d'introduire de l'air dans les poumons, soit en soufflant dans la bouche ou dans une des narines, ayant soin de comprimer l'autre ; soit par la sonde creuse et le soufflet.

5.º L'alcali volatil employé comme boisson ou comme sternutatoire.

6.º La saignée à la jugulaire.

7.º Les frictions, etc.

Ces secours doivent être administrés avec la plus grande célérité.

Les accidens causés par le méphitisme sont si communs, que le lecteur me saura gré de donner ici quelques avis pour les prévenir. Les personnes qui sont à la tête des fonderies, des verreries, les chaufourniers, etc., pourront en tirer quelque profit, soit pour elles-mêmes, soit pour leurs ouvriers, à la conservation desquels elles sont intéressées.

Les fondeurs, les forgerons, travaillent toujours dans des endroits fort chauds, et dont l'air est, pour ainsi dire, brûlant : aussi sont-ils très-

souvent exposés à l'asphyxie causée par la chaleur. Lorsqu'ils éprouveront des vertiges, des
maux de tête, une gêne de la respiration, il faudra les transporter sur-le-champ dans un endroit
moins chaud, où l'air circule librement ; leur
frotter le visage avec du vinaigre, et leur faire
avaler un verre d'oxycrat. On leur tiendra sous
le nez un flacon d'alkali volatil. Si les accidens
ne se dissipent pas assez tôt, on tirera un peu de
sang. Ils ne doivent reprendre leurs occupations
qu'au bout de deux ou trois jours.

Ceux qui travaillent dans les champs, à l'ardeur du soleil, comme les vignerons, les moissonneurs, les faucheurs ; ceux qui voyagent à
pied, en été, sont souvent en danger de suffoquer, à raison de la chaleur excessive, ou de
gagner un coup de soleil. On leur recomman-
dera de se tenir la tête bien couverte, et d'é-
viter de se coucher sur la terre, à moins que ce
ne soit à l'ombre d'un arbre ou d'une muraille.
Les coups de soleil sont presque toujours mortels : ainsi, on ne peut user de trop de précautions pour s'en garantir.

Ceux qui voyagent en hiver, et pendant un
tems très-froid, prendront garde de se livrer
au sommeil. S'ils avaient le malheur de ne pou-

voir surmonter le penchant qui les y entraîne,
ils tomberaient infailliblement dans un état d'asphyxie qui pourrait devenir mortel, faute de
secours. Ainsi, lorsqu'ils se sentiront près de
succomber au besoin de dormir, ils hâteront
leur marche, ou courront, s'ils voyagent à pied ;
s'ils sont dans une voiture, ils en descendront,
et ils se donneront beaucoup de mouvement
jusqu'à ce que la somnolence soit dissipée ; car
l'agitation du corps est le seul moyen de se
garantir des effets pernicieux du froid.

Il est très-dangereux de descendre dans des
caves où il y a beaucoup de vin en fermentation. Le gaz acide carbonique, qui est un produit de la fermentation spiritueuse, prend la
place de l'air atmosphérique, qui a une moindre
pesanteur spécifique. Ce gaz est impropre à la
respiration et à la combustion. Si l'on y plonge
une bougie allumée, elle s'éteint sur-le-champ.
Ce phénomène nous fournit un moyen assuré
de reconnaître sa présence. Avant donc de descendre dans cette cave, où l'on risquerait de
perdre la vie, on y jettera de la chaux, de l'eau
de chaux ou même de l'eau pure, mais en grande
quantité. On pourra encore y brûler de la
poudre à canon, afin d'exciter une commotion

un ébranlement soudain dans la masse du gaz
délétère, qui cédera la place à l'air atmosphérique, pourvu qu'il y ait des soupiraux suffisamment grands et qui ne soient pas trop
élevés.

Si l'on veut pénétrer dans un souterrain qui
a été longtems fermé, et dont l'air ne peut
communiquer librement avec celui du dehors,
il faut y brûler de la poudre à canon, et avoir
la précaution d'éviter les endroits où la flamme
d'une bougie s'éteindra. Si l'on veut aller plus
avant, on continuera de brûler de la poudre,
et, par ce moyen, on pourra parvenir à le
visiter en entier.

C'est la coutume, dans quelques pays, de dé-
poser les morts dans des caveaux. L'air y est
tellement méphitique, qu'il tue sur-le-champ,
si on a le malheur de le respirer. On aura donc
l'attention de n'y descendre qu'après qu'on y
aura jetté du vinaigre, de la chaux, ou brûlé
de la poudre à canon : car il faut user ici de
plusieurs moyens à la fois pour assainir un lieu
rempli d'un mêlange de différens gaz.

La vapeur du charbon de bois allumé est
très-pernicieuse. Ce n'est autre chose que le
gaz acide carbonique qui se forme par la com-

bustion, c'est-à-dire, par la combinaison de l'oxygène avec le charbon lui-même. Dans les grandes villes, les pauvres ne se chauffent qu'avec du charbon, et, comme ils sont logés fort à l'étroit, ce charbon brûle dans de petites chambres qui souvent sont sans cheminées, ce qui augmente encore le danger. On s'imagine communément qu'il n'y a rien à craindre, lorsque les charbons sont ardens ou complètement allumés ; mais c'est une erreur. Il faut donc éviter d'échauffer une chambre avec des charbons mis dans un vaisseau ouvert. Mille accidens journaliers prouvent la sagesse de notre conseil.

Si l'on se sert d'un fourneau de fonte, pour échauffer un appartement, on fera bien de mettre dessus un vase rempli d'eau. L'évaporation lente de l'eau rafraîchira la chambre et modèrera la sécheresse de l'air qui pourrait nuire aux personnes qui ont la poitrine délicate.

L'air des prisons, des hôpitaux, des vaisseaux, des salles de spectacle, en un mot, de tous les lieux fermés où se rassemblent beaucoup d'hommes, est extrêmement mal sain. On se servira, pour le purifier, du gaz acide muriatique suroxygéné, d'après le procédé de M.r Guyton-Morveaux.

La vie des malheureux ouvriers qui vident les puîsards, les fosses d'aisance, est journellement exposée. Qu'ils aient la précaution, avant de descendre dans ces lieux infects, d'y jeter beaucoup de vinaigre, surtout avant de percer une croûte épaisse qui surnage et qu'on nomme *le plomb*. Il est nécessaire qu'ils fassent usage de cordiaux, comme de vin, d'eau-de-vie, etc.

L'air des mines est concentré, ne circule pas, et se trouve mêlangé de différens gaz et d'exhalaisons métalliques très-pernicieuses : aussi la vie des mineurs est-elle courte, et leur santé fort mauvaise. Les exhalaisons du plomb surtout sont très-nuisibles. Ceux qui sont à la tête des travaux et qui les dirigent devraient avoir un soin particulier de la santé de leurs ouvriers ; leur faire prendre, de tems en tems, des pilules laxatives, afin que le ventre fût toujours libre; et une ou deux cuillerées d'huile d'olive, tous les matins. De Haën recommande aux artisans qui sont exposés aux vapeurs du plomb d'user, pour déjeûner, d'un morceau de pain frotté de lard. En effet, les corps gras, onctueux, enveloppent les molécules saturnines, et empêchent qu'elles ne se fixent dans les replis des intestins. De Haën a proposé ce moyen très-simple, comme le meilleur préservatif contre la colique de Poitou.

Ces conseils sont applicables aux doreurs, argenteurs, plombiers, peintres d'appartemens, etc. Ils suivront un régime adoucissant et léger, pour prévenir les embarras de l'estomac et des intestins. Qu'ils aient encore l'attention de changer d'habillement et de se laver la bouche et les mains, immédiatement avant de prendre leurs repas.

Ces avis sont à la portée de tout le monde et très-aisés à suivre. Je souhaite que les personnes qui sont au dessus du commun des hommes, soit par leur éducation, soit par le poste qu'elles occupent, en reconnaissent l'utilité ; afin d'être à même de secourir leurs semblables, lorsque l'occasion se présentera d'exercer leur zèle et leur charité.

QUATRIÈME PARTIE.

PROJET

D'UN RÈGLEMENT

CONCERNANT LES DÉCÈS.

> L'instant qui nous délivre est l'instant du naufrage :
> Je le sais ; mais, hélas ! ennuyé de l'orage,
> Irai-je demander mon repos à la mort ?
> Savans navigateurs, si c'est là votre port,
> L'asile est plus affreux pour moi que la tempête.
> *L. RACINE, Epître à J. B. Rousseau.*

« LE dernier acte est toujours sanglant, quel-
» que belle que soit la comédie en tout le reste :
» on jette enfin de la terre sur la tête, et en voilà
» pour jamais. » PASCAL. Nous naissons tribu-
taires de la mort. Après que nous avons parcouru un point dans l'infini du tems, qui a déjà
absorbé des milliers de générations, la nature

nous arrête tout-à-coup et nous crie, d'une voix impérieuse : *Ici se termine votre carrière: vous n'irez pas plus avant*. A ce moment fatal, qui est *la terreur des terreurs* pour le commun des hommes, les diadêmes, les couronnes, les dignités, la pauvreté, l'infortune et toutes les misères humaines s'anéantissent : tout tombe et s'évanouit ; tout est englouti, confondu dans le ténébreux abyme.

« Le soleil ni la mort ne peuvent se regarder » fixement. » LA ROCHEFOUCAULD, *Réfl. mor.* En effet, un homme sage peut-il envisager sans émotion le moment qui le sépare à jamais d'une tendre épouse, d'enfans, de parens et d'amis qui lui sont chers (*)? ce moment terrible, où son corps, privé du souffle de la vie, va se perdre dans l'océan de la matière inorganique, et se résoudre en une vile poussière que les vents disperseront au loin? Non, l'homme sage ne méprisera jamais la mort; mais il saura la souf-

---

(*) Linquenda tellus, et domus, et placens
Uxor ; neque harum, quas colis, arborum
Te, præter invisas cupressos,
Ulla brevem dominum sequetur.
HORAT. *Od. XIV. Lib. II.*

frir par résolution, parce qu'il sait que c'est un
tribut que tout être vivant doit payer à la nature.

« Ceux qu'on condamne au supplice affectent
» quelquefois une constance et un mépris de la
» mort, qui n'est en effet que la crainte de l'en-
» visager ; de sorte que l'on peut dire que cette
» constance et ce mépris sont, à leur esprit, ce
» que le bandeau est à leurs yeux. » LA ROCHE-
FOUCAULD. La crainte de la mort est donc dans
la nature ; et, si l'on voit fréquemment des malheureux attenter à leur propre vie, ce n'est pas
parce qu'ils ne craignent pas la mort, mais c'est
parce qu'il y a des choses qu'ils craignent plus
que la mort.

Les beaux raisonnemens que les sophistes éta-
lent sur *le bien de mourir* ne convaincront personne. Nous tenons tous à la vie, et chacun dit,
avec le favori d'Auguste :

Qu'on me rende impotent,
Cul-de-jatte, goutteux, manchot, pourvu qu'en somme
Je vive, c'est assez : je suis plus que content (*).
LA FONTAINE.

(*) Debilem facito manu,
Debilem pede, coxâ ;
Tuber adstrue gibberum;
Lubricos quate dentes :

Mais, dira-t-on, l'amour de la gloire et le desir de s'immortaliser n'ont-ils pas porté de grands hommes à mépriser la mort? Les fastes de l'histoire n'offrent-ils pas des exemples de dévouemens héroïques? Cela est vrai; mais cela prouve que tout, sans excepter la mort elle-même, est soumis à la tyrannie de l'opinion.

Un soldat courageux fond avec impétuosité sur un bataillon ennemi et fait des prodiges de valeur; mais, tout ce que l'on pouvait attendre de lui, l'a-t-il fait? Non; parce qu'il a craint la mort. On ne voit pas d'homme qui fasse tout ce qu'il serait capable de faire dans une occa-sion, s'il était assuré d'en revenir : de sorte qu'il est visible que la crainte de la mort diminue quelque chose de la bravoure même.

Concluons, de ce qui vient d'être dit, que les affres de la mort sont naturelles à tous les hom-mes, et que ceux qui en affichent le mépris sont des imposteurs, des insensés ou des sots.

Si la mort la plus douce est la *terreur* par excellence, combien ne doit-on pas redouter

---

Vita dum superest, bene est:
Hanc mihi, vel acutà
Si sedeam cruce, sustine.
       Sénèque, Epître CI.

celle

celle qui est précédée des angoisses les plus af-
freuses, et accompagnée de toute la violence du
désespoir ! Un homme est dans un état de mort
apparente, et l'on s'imagine que la mort est
confirmée : on le garotte, on le cloue dans une
bière, et on le dépose dans une fosse de six
pieds de profondeur, que l'on comble de terre.
Cependant, s'il n'étouffe pas sur-le-champ, il
revient à lui : il a la conscience de son existence ; il se voit enterré : il fait de vains efforts
pour se débarrasser du linceul qui l'enveloppe ;
il pousse des cris qui ne seront pas entendus :
la faim le forcera peut-être à se dévorer lui-
même ; et, après avoir souffert mille fois la
mort, il faudra enfin qu'il achève de mourir.
Quel affreux tableau ! Néanmoins, un tel malheur, qui fait frémir l'humanité, est arrivé plusieurs fois : tâchons donc de le prévenir, dût-on
ne sauver qu'un seul individu ! C'est le but que
nous nous proposons dans cette partie qui termine notre ouvrage.

En France, la loi permet d'inhumer, vingt-
quatre heures après la mort. Ce délai me paraît
trop court dans une infinité de circonstances,
quoique j'avoue que, dans certains cas, l'enterrement doit être plus rapproché du moment du

décès ; car je pose pour principe que l'inhumation doit être faite aussi-tôt qu'il se manifeste des
signes de putréfaction. Or, ces signes peuvent
se déclarer quelques heures après la mort. Ce
n'est donc pas le tems qui s'est écoulé depuis
la mort réelle, ou présumée telle, que je considère ici, mais le moment où la putréfaction
commence à s'établir.

Il y a déjà long-tems que des Médecins célèbres se sont récriés contre l'abus des enterremens précipités. Sous l'ancien régime, quelques uns d'entre eux avaient présenté, sur ce
sujet, au Chef de la justice, des projets de rè-
glemens qui, pour des raisons que l'on ignore,
n'ont point été adoptés. Mais nous sommes fon-
dés à espérer que le gouvernement actuel, dont
les vues sont constamment dirigées vers tout ce
qui peut contribuer à la sureté et à la prospérité
du peuple, daignera accueillir favorablement
un nouveau projet que la philanthropie seule
a dicté.

Le projet de règlement que je hasarde de
présenter est fondé sur ce principe : *Qu'on ne
peut être assuré que la mort est absolue ou
réelle, qu'autant qu'on observe, dans le corps,
la putréfaction, ou des lésions physiques des*

*principaux organes, qui doivent empêcher tout
renouvellement des fonctions de la vie.* Il con-
tient plusieurs dispositions dont je fais autant
d'articles séparés. Chaque article est suivi d'une
explication, en forme de commentaire, où j'entre
dans certains détails que je crois nécessaires pour
me faire comprendre, pour prévenir les objections et prouver la facilité des moyens d'exécution.

ARTICLE PREMIER.

Il y aura, dans chaque canton de justice
de paix, un ou plusieurs officiers de santé,
commis pour constater les décès.

L'article 77 du code civil des Français porte
en substance « qu'aucune inhumation ne sera
» faite sans une autorisation par écrit de l'officier
» de l'état civil, qui ne pourra la délivrer *qu'a-*
» *près s'être transporté auprès de la personne*
» *décédée, pour s'assurer du décès.* » Ainsi,
les maires des communes, qui exercent les fonctions d'officiers de l'état civil, sont tenus de constater le décès, avant de permettre l'inhumation.
On conviendra que cet article de la loi est resté

jusqu'ici sans exécution, tant dans les villes que dans les campagnes. Les maires des grandes villes, où les décès journaliers sont nombreux, n'ont guères le tems de se transporter dans plusieurs maisons, souvent éloignées les unes des autres ; et, en supposant qu'ils en eussent le tems, peut-être n'en auraient-ils pas le courage : car enfin les hommes en général ont une certaine répugnance pour les cadavres. Quand bien même le maire remplirait le devoir que la loi lui prescrit à cet égard, je demande s'il saura distinguer la mort apparente de celle qui est confirmée ; et, en accordant qu'il pourra saisir la différence qui existe entre l'une et l'autre, je demande encore s'il est en état d'indiquer les secours qu'il convient d'administrer dans le premier cas. On répondra sans doute que non, et qu'il peut tout au plus prononcer affirmativement, lorsque la mort est violente. Concluons donc que les maires, à moins qu'ils n'exercent la profession d'officier de santé, ne devraient pas être chargés de s'assurer des décès.

J'observe, à ce sujet, que les maires des grandes villes sont surchargés de travail. Il serait donc à propos que, dans les communes dont la population excéderait 6000 ames, les fonctions d'officier de l'état civil fussent distraites des attributions du maire, et que l'on créât une place en titre d'office pour cela. Certainement un homme chargé de tout ce qui est relatif aux actes de naissance, de mariage, de décès, etc., aurait suffisamment d'occupation.

J'ai proposé qu'il y eût, dans chaque commune un ou plusieurs officiers de santé, commis à la visite des individus morts ou présumés tels. J'avoue que cet article peut éprouver quelque difficulté pour l'exécution, relativement à quelques villages de cantons ruraux, qui sont dépourvus d'officier de santé. Ne pourrait-on pas, alors, préposer pour la visite les instituteurs ou les maîtres d'école ? Ces citoyens ont communément un certain savoir et de l'intelligence, et je suis persuadé qu'ils seraient capables de suppléer l'officier de santé, au moyen des instructions simples, claires et précises, qui leur seraient données sur l'objet en question.

Au demeurant, il se trouve toujours, dans les communes les plus fortes des cantons ruraux, un officier de santé, que l'on chargerait de la visite pour les villages qui sont à peu de distance du lieu de son domicile.

. Le traitement de l'officier de santé , commis pour constater les décès , pourrait faire partie de la dépense annuelle des commmnnes.

———————

A R T I C L E 2.°

L'officier de santé , commis pour cons‑ tatér les décès, aura le titre de *commissaire aux decès*. Il sera tenu de se transporter au domicile de la personne décédée, aussi‑ tôt qu'il en sera requis par l'officier de l'é‑ tat civil.

La déclaration du décès doit , aux termes de la loi, être faite par deux témoins , et c'est l'of‑ ficier de l'état civil qui la reçoit. Il serait à desirer qu'elle fût faite dans le plus court délai possible , afin que le commissaire aux décès pût arriver à tems pour administrer les secours né‑ cessaires , au cas que la mort ne fût qu'appa‑ rente. On a cependant la malheureuse coutume de laisser plusieurs heures s'écouler après le décès , avant d'en faire la déclaration. C'est un abus qu'il est essentiel de corriger ; autrement, nos vues ne seraient pas remplies. Cet article doit donc s'exécuter à la rigueur, quand même le décès aurait lieu durant la nuit. J'aime à croire qu'il se trouvera des citoyens disposés à sacrifier quelques momens de leur sommeil à l'intérêt de l'humanité.

ARTICLE 3.ᵉ

En attendant que le commissaire aux décès se présente, la personne réputée morte sera laissée dans son lit, auquel on ne changera rien, et dans la même situation où elle était avant d'expirer. Il est défendu de tamponner les ouvertures naturelles.

» La pratique universelle, dit Bruhier, de
» mettre d'abord sur la paillasse le prétendu
» mort, est une pratique meurtrière, surtout
» l'hiver. Les mouvemens même qu'on est
» obligé de lui donner, soit pour le changer
» de linge, ou défaire son lit, peuvent être
» mortels dans ces circonstances, et d'autant
» plus que, dans l'idée qu'on n'a rien a ménager,
» ils sont moins mesurés. Ces observations cer-

» taines prouvent qu'il suffit de mettre sur son
» séant un malade affaibli, pour lui donner la
» mort, parce que, dans cette situation, le
» cœur n'a pas la force de pousser le sang au
» cerveau : ce qui produit une syncope car-
» diaque, mortelle de sa nature.

» Il faut défendre expressément une autre
» pratique au moins aussi meurtrière, qui est
» de boucher toutes les issues que la nature a
» destinées aux évacuations naturelles ou contre
» nature. On est dans l'usage de boucher l'anus,
» l'urèthre, les oreilles, et même le nez et la
» bouche, de peur qu'il ne se fasse une éva-
» cuation dont dépend peut-être le rétablisse-
» ment du prétendu mort. Mais un vil intérêt,
» tel que celui de ménager les matelas, est-il
» un motif suffisant pour se mettre au risque
» d'étouffer une personne, en faisant regorger
» les humeurs dans les vaisseaux, ou l'empê-
» chant de reprendre sa respiration ? » *De l'incertitude des signes de la mort, t. 2, p. 577 et
578.*

On doit avoir l'attention d'échauffer ou de
rafraîchir l'air de la chambre, suivant la saison
ou la température de l'air.

ARTICLE 4.e

Le commissaire aux décès visitera soigneusement le corps de la personne, soumis à son examen, et il s'informera, auprès des assistans, du genre de maladie, ou de l'accident qui a précédé la mort, afin de décider si elle est, ou *positive*, ou *probable*, ou *apparente*.

On doit regarder la mort comme *positive*, confirmée ou réelle, lorsqu'il y a une abolition totale du sentiment et du mouvement, jointe à des signes évidens de putréfaction ; ou bien quand il y a lésion physique et considérable d'un organe ou d'un viscère dont les fonctions sont absolument nécessaires à la vie. Tant que la putréfaction n'est pas déclarée, on doit considérer comme signe illusoire de la mort, l'entière cessation des facultés sensitive et motrice ; car nous avons prouvé que le concours des signes suivans, savoir : l'insensibilité, la roideur des membres, la froideur du corps, le défaut de respiration et de battement du cœur, l'absence du pouls dans les artères, etc., a été ob-

servé chez plusieurs individus que l'on est parvenu à rappeler à la vie. Mais, lorsqu'à l'abolition totale du sentiment et du mouvement se
joint la putréfaction, ou la décomposition animale, qui se manifeste par des taches livides,
noires ou plombées, sur la peau, et par l'exha-
laison d'une odeur putride et cadavéreuse, alors
tous les doutes que l'on pouvait avoir sur la
réalité de la mort sont levés, et la mort doit
être déclarée *positive*. On peut objecter qu'une
personne, dont un membre est gangréné ou
sphacélé, peut tomber dans l'asphyxie, et se
trouver précisément dans cet état que j'assure
être la mort *positive*, puisqu'il y aura à la fois
putréfaction et cessation des phénomènes qui
indiquent l'état de vie. Je répondrai à cela
qu'une partie gangrénée exhale, à la vérité, une
odeur fétide ; mais cette odeur est d'une espèce
particulière, *sui generis :* elle est attachée à la
putréfaction *vitale*, et les gens de l'art un peu
exercés savent très-bien la distinguer de l'odeur
cadavéreuse. Quant au sphacèle, je conviens
que la partie qui en est frappée est réellement
privée de vie ; qu'elle est froide, livide ou noire,
insensible, qu'elle exhale effectivement une
odeur de cadavre. Néanmoins, ce cas-ci ne doit

pas faire exception à la règle générale que j'ai établie ; car j'entends par putréfaction animale une décomposition universelle, dont le commencement se manifeste par des signes sensibles, savoir : des taches livides . plombées , noires, qui s'observent *sur toute l'étendue de la peau*, et par une odeur puante qui s'exhale *de toutes les parties du corps*. Or le sphacèle ne peut jamais être universel : autrement, il y aurait putréfaction générale et complète, c'est-à-dire, mort réelle.

Il est clair que la mort sera encore *positive*, toutes les fois qu'un organe principal, ou qu'un viscère dont les fonctions sont très-essentielles, aura souffert une violente lésion physique : car, alors tout retour à la vie est impossible. La mort sera donc déclarée *positive*, lorsqu'elle aura été causée par une lésion grave ou profonde du cerveau et de ses appartenances, du poumon, du foie, de la vésicule biliaire, de la rate, de l'estomac, etc. : le commissaire aux décès sera tenu de remplir dans ce cas-ci une formalité particulière dont nous parlerons bientôt.

La mort sera déclarée *probable*, dans tous les cas où le décès aura été immédiatement précédé d'une maladie, soit aiguë, soit chronique, dont la mort naturelle est ou a pu être une suite necessaire.

La mort que l'on appelle *subite* ou *soudaine*, et celle encore qui est produite par le méphitisme ou par toute autre cause asphyxiante, seront censées *apparentes*. C'est alors qu'il est du devoir de tout homme de l'art, et singulièrement du commissaire aux décès, de recourir sur-le-champ aux moyens capables de rappeler la vie, et d'y insister jusqu'à ce qu'il se manifeste des signes de putréfaction.

ARTICLE 5.ᵉ

Dans le cas où la mort *positive*, mais *naturelle*, sera attestée par le commissaire aux décès, l'officier de l'état civil donnera la permission d'inhumer.

Je juge à propos de donner un modèle du certificat que le commissaire aux décès doit délivrer, lorsque la mort est *positive* et *naturelle*.

« Je soussigné, commissaire aux décès pour » le canton de (*Clermont*), certifie m'être

» transporté (*à deux heures après midi*) au
» domicile (*du sieur Nicolas Gillot*), rue
» (*du vieux Pont.*), n.º (4), à l'effet de
» constater la mort de (*dame Jeanne Ferry*),
» décédée (*aujourd'hui*), vers (*dix heures*).
» J'estime qu'il y a lieu de permettre l'inhu-
» mation, attendu que la putréfaction est éta-
» blie, et qu'il n'y a point d'indices de mort
» violente.

 » Fait à (*Clermont*), le (23 Mars 1806).
    » Signé (*Nidam*). »

L'officier de l'état civil, à qui le certificat sera remis, écrira, au bas : *Vu, permis d'in-humer*, et il signera.

Il doit être expressément défendu à tout ministre de religion, ou à toute autre personne, de faire la levée du corps, sans la permission de l'autorité compétante.

ARTICLE 6.ᵉ

Si la mort positive est *violente*, ou pré-sumée telle, le commissaire aux décès fera mention, dans son certificat, des signes, indices, ou des autres circonstances qui le prouvent ou donnent lieu de le soupçonner; il remettra lui-même, et sans perte de tems, le certificat à l'officier de l'état civil : celui-ci en fera passer de suite une copie, de lui certifiée, au juge de paix du canton, et il établira un gardien près du corps. L'inhumation sera différée jusqu'à ce que le juge de paix ou le magistrat de sureté de l'arrondissement l'ait permise.

Quelques personnes étaient d'avis que je supprimasse cet article, comme étranger à mon sujet ; mais ce motif est plus spécieux que solide : car on ne peut disconvenir que le commissaire aux décès ne puisse découvrir certains crimes que l'on commet dans l'ombre, et dans l'espérance de l'impunité, comme l'infanticide, l'empoisonnement, etc., qui échappent souvent à la vindicte publique. De plus, il y a tout lieu d'espérer que les mesures que je propose empêcheront le crime, dans bien des circonstances ; parce que la crainte qu'il ne vienne à être découvert sera un frein pour celui qui aurait intention de le commettre. Ainsi, mon article ayant un rapport des plus directs à la sureté individuelle, ne doit pas être considéré comme un hors-d'œuvre.

On préviendra encore, par là, une espèce de délit dont on pourrait citer quelques exemples : je veux parler de la *supposition de décès*. Elle a lieu, lorsqu'on fait passer pour mort un individu non absent, que l'on a séquestré de la société et que l'on tient en chartre privée. Cependant l'acte mortuaire est dressé, et l'on enterre, avec les cérémonies accoutumées, une bûche ou une pierre, qui figure dans le cercueil, à la place du prétendu mort. On peut lire, à ce sujet, dans l'Encyclopédiana, article *aventure*, une histoire dont les particularités font frémir.

Dans tous les cas de mort violente (même causée par un accident, par exemple, une chûte), le cadavre appartient à la justice : c'est donc le juge seul qui doit permettre l'inhumation.

ARTICLE 7.e

Dans tous les cas où la mort sera *probable*, le maître du logis où la personne est décédée, ou tout autre individu à ce intéressé, sera libre de faire transférer le corps au *Nécrodoque*, si la putréfaction ne se déclare pas au bout de vingt - quatre heures, à compter du moment où le décès a eu lieu.

C'est l'usage en Angleterre et en Hollande de n'enterrer les morts qu'au bout de cinq à sept jours, et quelquefois plus tard. Il n'en est pas de même en France, où l'on enterre communément vingt-quatre heures après le décès, parce que la loi le permet.

Il y a néanmoins bien des circonstances où ce laps de tems est loin de suffire, parce que la putréfaction tarde souvent plusieurs jours à se manifester.

Je trouve cependant que, dans les cas énoncés dans l'article ci-dessus, il y aurait, en France, quelqu'inconvénient à obliger de garder le corps dans une maison particulière, jusqu'à ce qu'il se putréfiât. Je propose donc de laisser la liberté à tout individu à ce intéressé de le faire transporter dans un *Nécrodoque*, où il resterait déposé jusqu'à ce que la mort ne fût plus douteuse.

J'appelle Nécrodoque (*Necrodocheion*, R. R.

R. *Nekros*, un mort ; *dechomai*, je reçois), un bâtiment public, où les corps seraient mis en dépôt, jusqu'à ce que les signes évidens de la putréfaction commençassent à se declarer. Il serait à propos de le construire dans le voisinage du cimetière commun.

On pourrait, en certains cas, y transporter des noyés, ou des personnes asphyxiées par le froid, afin de leur administrer les secours nécessaires.

Les corps dont la justice se saisit y seraient exposés à la vue du public, afin qu'on pût les reconnaître.

Le maire de la commune aurait la police de cet établissement.

Mais, dira-t-on, votre projet tend à abolir les cérémonies funèbres consacrées par la religion. Point du tout : ces cérémonies auraient lieu à la manière accoutumée, excepté que le défunt n'y assisterait pas. *Namque*, dit Saint Augustin, *curatio funeris, conditio sepulturæ, pompa exsequiarum magis sunt vivorum solatia, quàm subsidia mortuorum.* De Civit. Dei. La pompe des enterremens intéresse plus la vanité des vivans, que la mémoire des morts. LA ROCHEFOUCAULD, *Max.* 470.

ARTICLE 8.ᵉ

Excepté les cas de mort violente, il est défendu de faire l'ouverture d'un corps, avant que la putréfaction ne s'en soit emparée.

Cet article n'a pas besoin de commentaire, d'après ce qui a été dit précédemment.

***

Voilà ce que j'avais à proposer pour le bien de l'humanité. Je prie le lecteur de pardonner à un étranger qui ne s'est pas encore familiarisé la langue française, les fautes de grammaire, les anglicismes et les locutions vicieuses dont cet écrit fourmille : je ne le considère, d'ailleurs, que comme un canevas, sur lequel d'habiles gens pourront travailler : je les y engage même fortement, car une matière aussi intéressante que celle que j'ai entrepris de traiter, mériterait bien d'être approfondie par des personnes qui ont plus de capacité, de lumières et d'expériences que moi. On trouvera donc beaucoup à reprendre dans mon ouvrage, mais je compte sur l'indulgence du lecteur, et je lui demande grace pour la forme, en faveur du fonds. Au reste, j'ai pris le parti, en publiant cet essai, de sacrifier mon amour-propre à l'intérêt général, et, pourvu que l'on me sache quelque gré de ce sacrifice et de l'intention que j'ai eue d'être utile, je me trouverai amplement récompensé de mon travail.

Da veniam scripto, cujus non gloria nobis
Causa, sed utilitas officiumque, fuit.

O v i d. ex Ponto.

F I N.

~~~~~~~~~~~~~~~~~~~~~~~~~~~~~~~~~~~~~

Pendant que cet ouvrage était sous presse, j'ai reçu, d'un de mes amis, habitant de cette ville, qui avait vu mon manuscrit, les vers suivans, auxquels je joins ceux que j'ai faits sur le même sujet.

A Monsieur DAVIS, Médecin Anglais,

Sur son ouvrage : *Des signes de la mort*, etc.

GLOIRE, salut, graces, honneur
Au très-estimable Docteur,
Dont l'active philanthropie,
Douce habitude de son cœur,
Veillant toujours sur notre vie,
Nous indique plus d'une erreur
A laquelle on la sacrifie.

Nous avons beau, mon cher DAVIS,
Crier contre la Médecine ;
Sans engoûment (c'est mon avis),
On peut lui faire bonne mine.
Apprécions bien la Santé ;
Ménageons-la, point d'imprudence!
Mais aussi, par trop de jactance,
Ne frondons pas la Faculté.
~~~~~~~~~~~~~~~~~~~~~~~~~~~~~~~~~~~~~

En songeant au risque effroyable
Dont tu nous traces le tableau;
En voyant ton zèle admirable
Nous secourir même au tombeau,
Est-il un Français qui n'oublie
Que l'Anglais est son ennemi?
Quel est celui qui ne s'écrie:
Aimons DAVIS et sa philosophie;
Voilà, voilà notre meilleur Ami!

Par un Ami sincère.

SUR L'ABUS

DES ENTERREMENS PRÉCIPITÉS.

NAITRE, vivre, ainsi que mourir,
Tel est notre sort ordinaire;
Mais ne consentons à finir
Que le plus tard notre carrière;
Quoiqu'un moyen fort peu plaisant
Vous prive de ce droit en France,
Où, par un abus effrayant,
On abrège votre existence.
Dieu juste! enterrer tout vivant,
Par une imprudence inhumaine!
On frémit, rien qu'en y pensant....
Qui ne voudrait, dès à présent,
Pour une règle plus certaine

Voir changer un tel règlement?
Le sujet en vaut bien la peine.
Quant à moi, je crains trop le sort
D'une pauvre ame en purgatoire,
Se repentant avant la mort
(On raconte semblable histoire,
Permis à qui voudra d'y croire).
Bref, je sens qu'au bout d'un sommeil
Un peu plus long que d'ordinaire,
Je serais tout sot, au réveil,
De me voir clos dans une bière....
Concluons que j'ai bien sujet
De fronder ce cruel usage,
Et qu'il est fort dur, en effet,
De faire ainsi le grand voyage.

SUBSCRIBER'S NAMES.

ABERCROMBY Major general.
ALLEN D.^r

BARRY Sir Ed. Baronet.
BELL Mr Surgeon.
BOWLES H. Esq.
BRENTON Captain. R. N.

CLIVE H. Esq.
COMBE Captain.
COOPER Sir W. Baronet.
CUSSENS - Esq.

DENDY S. Esq.
DON - Esq.
DOUGLAS Lieutenant. R. N.

EARDLEY the Honorable M.^r

FALCONER Major.
FENWICK R. Esq.
FITZGERALD R. Esq.
FORBES - Esq. 2 copies.

GARLAND M. Esq.
GARNHAM R. C. Esq.

GERARD Captain.
GORDEN Rev. William.
GOWER Captain Levison. RN.
GRAHAM J. Esq.
GREY D.^r

HALFORD - Esq.
HALPIN J. E. Esq.
HEARNE - Esq.
HINE - Esq.
HOLLAND - Esq.
HURRY - Esq.

JACKSON D.^r
JOHNSON James Esq.

KEARNEY - Esq.
KINGSTON Major.
KNOX H. W. Esq. 4 copies.

LARMUT - Esq.
LATTER - Esq.
LAWRENCE Chevalier.
LEE Rev. Charles.
LOGAN A. Esq.
LORD William Esq. 2 copies

LYALL Captain.

MADIN M.r Avocat.
MADIN D.r
MAKENZIE Peter Esq.
MAY - Esq.
MILLER Captain. R. N.
MORSHEAD Sir John Bar.

NICHOLS - Esq. jun.r

PAYNE - Esq.
PETRIE John Esq. Pontoise.
PINE Colonel.

ROBERTS Captain.

SCOTT General.

SEVRIGHT Charles Esq.
SHARP C. Esq. 2 copies.
SHARP H. Esq.
SHAW - Esq.
SLOPER - Esq.
STURT Charles Esq. 4 copies.

TEMPLE E. Esq.
THOMAS Lieutenant. R. N.
THROCKMORTON C. Esq.

VENNELL Major.
WATSON - Esq.
WHITE - Esq.
WILSON - Esq.
WOLFE Rev. Robert.

YARMOUTH Earl of. 6 cop.